# 発達障害の専門医が教える
# 子どもたちが学校に行けない
## 本当の理由と解決法

監修
どんぐり発達クリニック名誉院長
宮尾益知

河出書房新社

装丁：志摩祐子（レゾナ）
カバー・本文イラスト：横井智美

# はじめに

子どもがある日「学校に行きたくない」状態になった時、お父さんやお母さんはどのように対応したらいいのでしょうか？　不安や戸惑いは尽きませんが、子どもが何を感じているのか、どうして欲しいのか、ストレスがあるのかなどを知ることで、問題は解決します。

不登校の原因にはさまざまなものがあげられていますが、発達障害のある子どもたちは学校での友だち付き合いや学校の学習環境に対応することが難しいこともあり、その結果、不登校になるリスクが高いともいわれています。ＡＳＤやＡＤＨＤの子どもたちの多くは、学校に行けなくなるまで発達障害の診断が遅れていたり、診断が付いても適切な支援を受けることができず不登校になってしまうとともに、不登校が長引いてしまうこともあるのです。

発達障害の子どもたちの不登校を防ぐためにも、本書は多くの臨床例を持つ専門医である宮尾益知先生が、発達障害の子どもたちが不登校にならないための情報や、不登校になった場合の支援の方法をやさしく解説しています。

## 第3章 子どもが「学校に行きたくない」と言い始めたら 

## 第4章 不登校の子どもへの具体的な働きかけと解決法



## 第5章 発達障害って何でしょう？

# 第1章

# 激増している不登校児童や不登校ってどんな状態？

# 不登校は、どんな状態をいうのか

不登校は、病気や経済的な理由ではなく、年間30日以上児童生徒が登校しない状態をいいます。

## 週一日、月三日以上学校を休むようになると黄色信号

「不登校」は、子どものどのような状態を指すのでしょうか。

文部科学省は、不登校児童を「年間30日以上欠席した児童生徒のうち、病気や経済的な理由を除き、何らかの心理的、情緒的、身体的、あるいは社会的要因・背景により、登校しない、あるいはしたくてもできない状況にある者」と定義しています。

学校は一年間に35週あるので、週一日あるいは月三日以上、子どもがはっきりとした理由もなく欠席する状態になると、学校に登校しなくなる可能性が考えられます。

## 不登校はおもに三つの時期に分けられる

ひと口に不登校といっても、実はさまざまな状態があります。それを時系列で示すと、おもに三つの時期に分けられます。

### ①初期

**学校を欠席し始める**

「おなかが痛い」「頭が痛い」など、何らかの身体症状を訴えて、学校をポツポツと休むようになります。

### ②中期

**家からあまり出ようとせず、欠席が本格化する**

学校の欠席が長期化し、家の中でもつらそうにしていることが増えます。学校の話をすることを嫌がり、「学校に行きなさい」と言うと反発したり、勉強をしなくなったりします。生活リズムが崩れ、昼夜逆転する子どももいます。

### ③後期

**家にいる時間が長くなり、学校のことが気になり始める**

学校に行くことは嫌だが、家にずっといることにも飽きてきます。家族の買い物について来たり、一人で近くの公園に行ったり、学校以外の場所には抵抗なく足を運びます。家族との会話が増えるケースもあります。この状態になると、多くの場合、不登校の状態から脱却します。

## 不登校とひきこもりとの違いは

よく「不登校やひきこもり」と表現されますが、不登校とひきこもりは少し異なります。厚生労働省は、ひきこもりを「仕事や学校に行かず、かつ家族以外の人との交流をほとんどせずに六カ月以上続けて自宅にひきこもっている状態」と定義しています。

子どもの場合、学校にも行かず外部の人との交流もしない状態が長期間にわたるときは、ひきこもりといえるでしょう。

## 不登校における三つの時期

### 初期 ●学校を欠席し始める時期

・朝になると何らかの身体症状を理由に、学校を休みたがる
・学校をポツポツと休むようになる

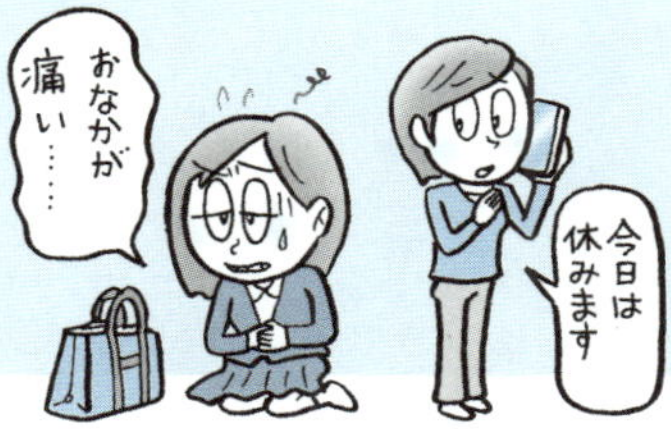
おなかが痛い……
今日は休みます

### 中期 ●家からあまり出ようとせず、欠席が本格化する時期

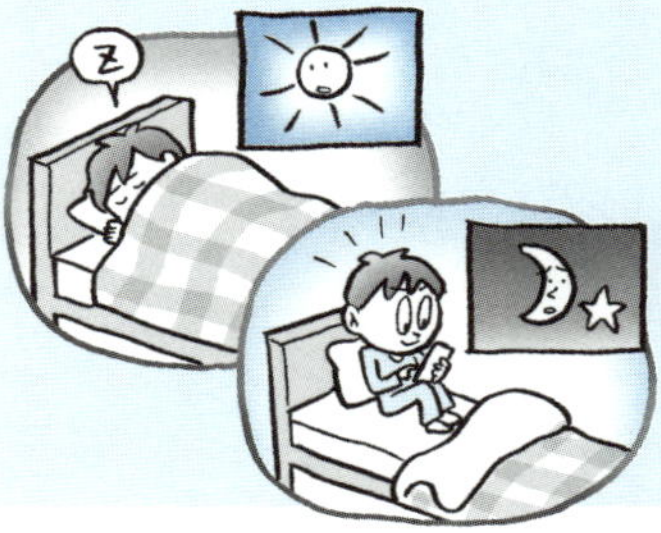

・学校の欠席が長期化する
・家にいてもつらそうにしていることが増える
・学校の話を嫌がる
・勉強をしなくなる
・生活リズムが崩れる
・昼夜逆転する場合もある

### 後期 ●学校のことが気になり始める時期

・家にいることにも飽きてくる
・家族との会話や、いっしょに行動することが増えてくる
・学校以外の場には抵抗なく出かける

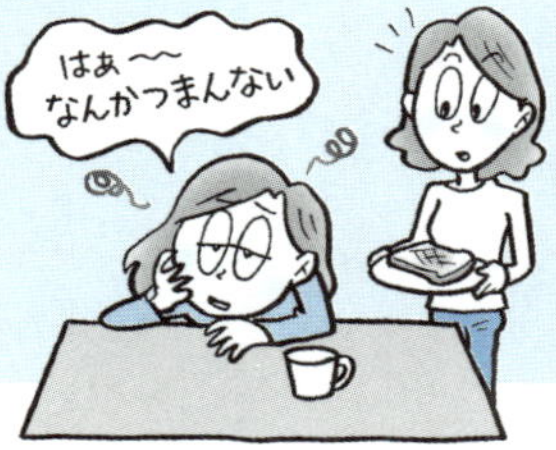
はぁ〜〜
なんかつまんない

# 不登校の子どもはどれくらいいるのか

文部科学省の令和5年度の最新調査によると、日本全国の小・中学生の不登校の件数は、約34・6万人にも上ります。

## 長期欠席のうち「不登校」は大きな割合を占めている

文部科学省では、児童生徒の問題行動や不登校などに関する調査を毎年行っています。現在発表されている令和5年度の調査結果を見てみると、小学校における長期欠席者の総数は21万8238人、中学校は27万5202人で、小・中学校の合計は49万3440人です。

欠席理由の内訳は「病気」「経済的理由」「不登校」「その他」に分かれていて、そのうち不登校の数は小・中学校を合わせると34万6482人。小学校で13万370人（長期欠席者数全体に占める割合は59・7％）、中学校は21万6112人（同78・5％）となっており、長

## 理由別長期欠席者数

| | 在籍児童生徒数 | 病気 | 経済的理由 | 不登校 | 長期欠席者合計 |
|---|---|---|---|---|---|
| 小学校（人） | 6,100,280 | 57,905 | 17 | 130,370 | 218,238 |
| 中学校（人） | 3,220,963 | 47,933 | 17 | 216,112 | 275,202 |
| 小・中学校合計（人） | 9,321,243 | 105,838 | 34 | 346,482 | 493,440 |
| 小・中学校合計構成比（%） | | 21.4 | 0.0 | 70.2 | —— |

（資料：文部科学省「令和５年度　児童生徒の問題行動・不登校等生徒指導上の諸課題に関する調査結果の概要」より）

期欠席者の中で大きな割合を占めています。

病気や経済的理由を除いて、小・中学校に年間30日以上登校しない不登校児童生徒は初めて30万人を超え、過去最高となりました。

また、不登校児童生徒数の推移を見てみると、前年度と比べて15・9％も増え、増加は11年連続という結果になっています。

## 不登校児童生徒数の推移

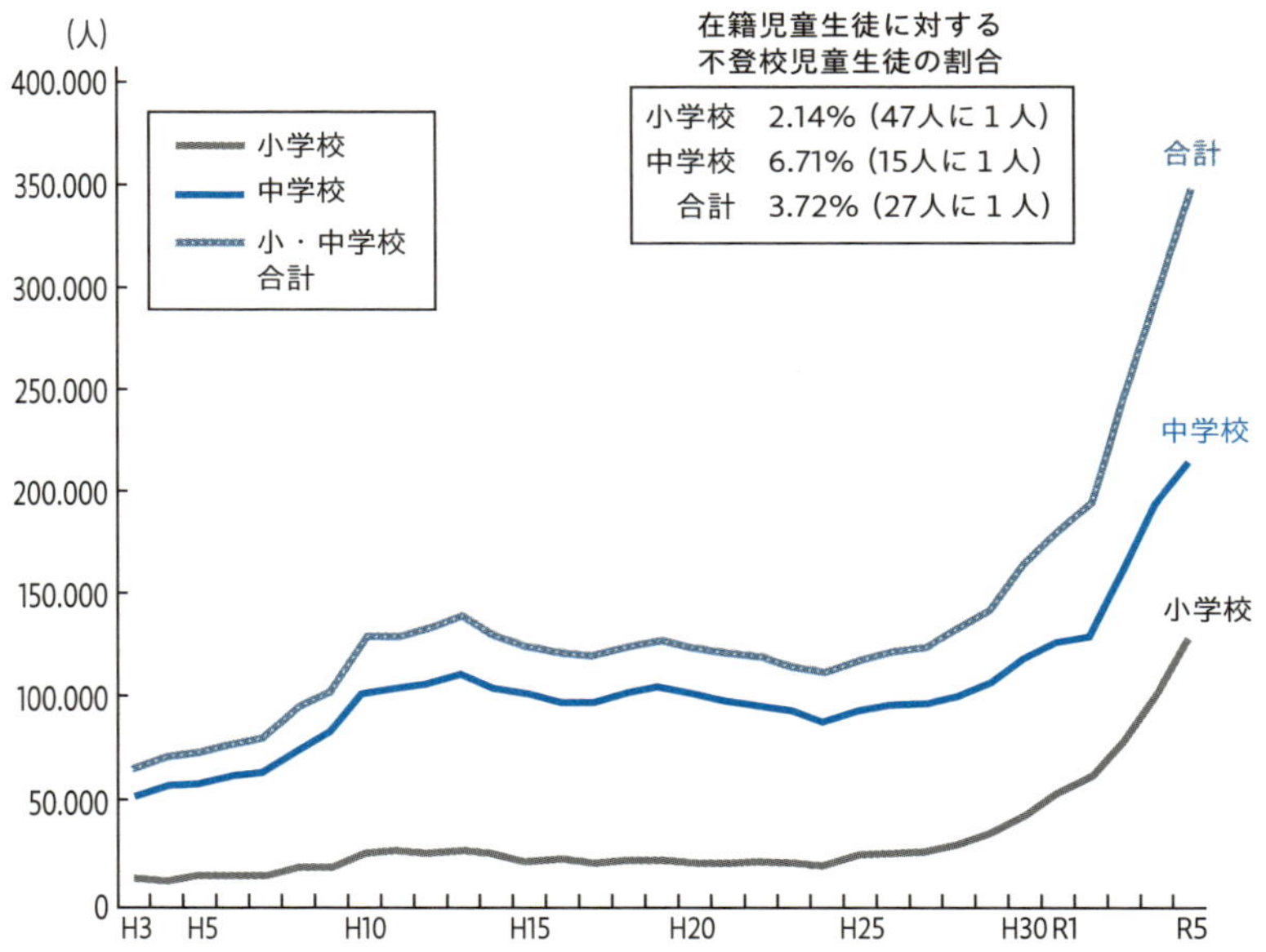


（資料：文部科学省「令和５年度　児童生徒の問題行動・不登校等生徒指導上の諸課題に関する調査結果の概要」より）

## グラフからわかること

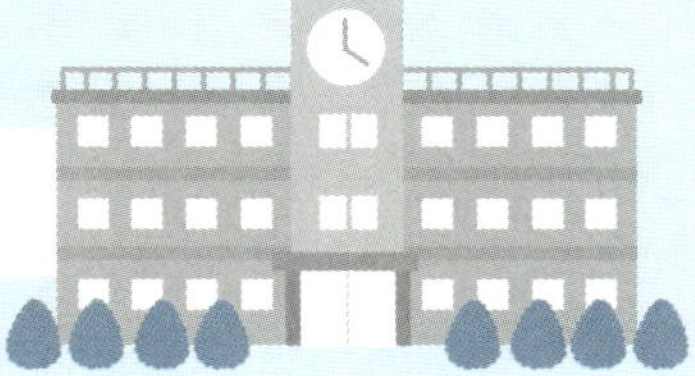

## 学年別不登校児童生徒数

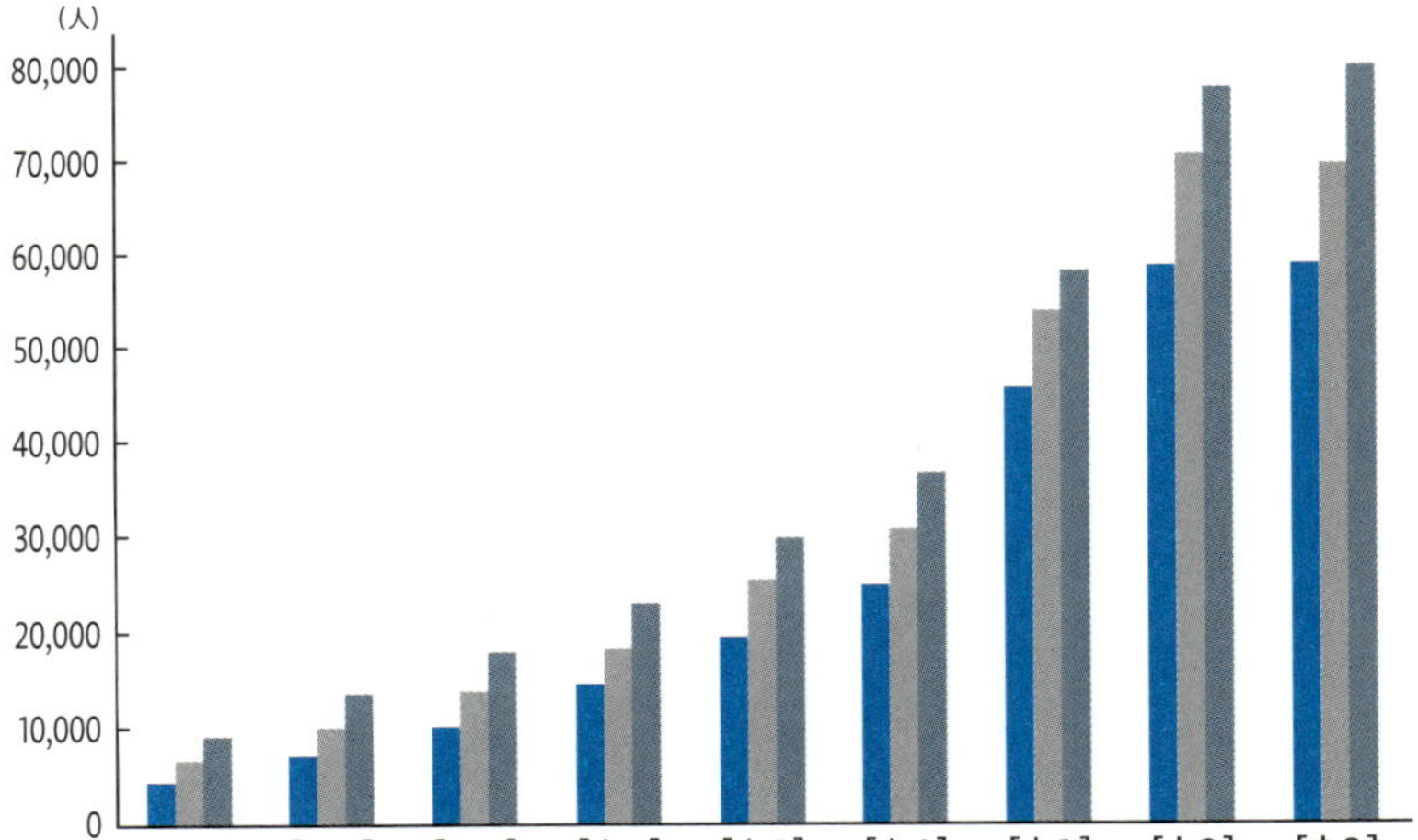


| | ［小１］ | ［小２］ | ［小３］ | ［小４］ | ［小５］ | ［小６］ | ［中１］ | ［中２］ | ［中３］ |
|---|---|---|---|---|---|---|---|---|---|
| R3 | 4,534 | 7,269 | 10,289 | 14,712 | 19,690 | 25,004 | 45,778 | 58,740 | 58,924 |
| R4 | 6,668 | 10,047 | 13,823 | 18,373 | 25,430 | 30,771 | 53,770 | 70,622 | 69,544 |
| R5 | 9,154 | 13,694 | 17,997 | 23,090 | 29,847 | 36,588 | 58,035 | 77,768 | 80,309 |

（資料：文部科学省「令和５年度　児童生徒の問題行動・不登校等生徒指導上の諸課題に関する調査結果の概要」より）

① 不登校児童生徒数は30年以上にわたり増加傾向にある。特に令和２年度以降の中学校の不登校が急増している

② 在籍児童生徒に対する不登校の割合は、小学校で47人に１人、中学校で15人に１人

③ 令和２年以降、不登校が急伸している理由として、新型コロナ感染症の拡大による登校控え、家庭環境や学校環境、社会環境の変化、メンタルヘルスの問題などの要因が考えられる

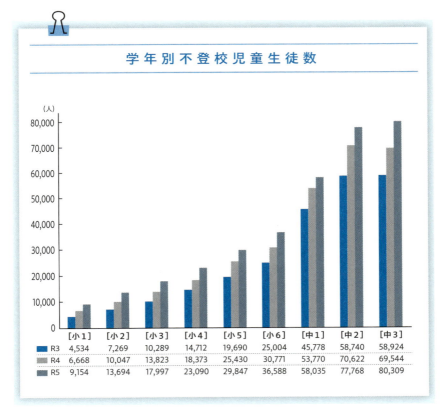

# 不登校になるきっかけは何か

子どもが不登校になるきっかけは、「学校生活に対してやる気が出ない」という理由が最も多いとされています。

## 不登校の要因で最も多いのは「無気力」

年々増加傾向にある不登校ですが、不登校になるきっかけはさまざまです。ただ、子どもがなぜ学校に行かなくなったのか、その要因がわからないと親としては不安になるのも無理はありません。

不登校の要因で最も多いのは「無気力」で、何となく学校に行かなくなり、そのまま不登校になるケースが多いようです。少し意外に感じるかもしれませんが、小・中学生だけでなく高校生でも無気力がトップとなっており、学校生活が思っていたものと違ったり、期待に

## 不登校児童生徒について把握した事実

| | 小学校（人） | 中学校（人） | 小・中学校合計 | 小中学校合計（%） |
|---|---|---|---|---|
| 不登校児童生徒数 | 130,370 | 216,112 | 346,482 | |
| ●いじめの被害の情報や相談があった | 2,350 | 2,113 | 4,463 | 1.3 |
| ●いじめ被害を除く友人関係をめぐる問題の情報や相談があった | 14,951 | 31,021 | 45,972 | 13.3 |
| ●教職員との関係をめぐる問題の情報や相談があった | 5,735 | 4,548 | 10,283 | 3.0 |
| ●学業の不振やひんぱんな宿題の未提出が見られた | 19,124 | 33,423 | 52,547 | 15.2 |
| ●学校の決まり等に関する相談があった | 2,622 | 4,223 | 6,845 | 2.0 |
| ●転編入学、進級時の不適応による相談があった | 4,288 | 9,693 | 13,981 | 4.0 |
| ●家庭生活の変化に関する情報や相談があった | 12,130 | 12,822 | 24,952 | 7.2 |
| ●親子の関わり方に関する問題の情報や相談があった | 22,116 | 20,854 | 42,970 | 12.4 |
| ●生活リズムの不調に関する相談があった | 31,937 | 47,701 | 79,638 | 23.0 |
| ●遊び、非行に関する情報や相談があった | 2,992 | 8,630 | 11,622 | 3.4 |
| ●学校生活に対してやる気が出ない等の相談があった | 42,014 | 69,617 | 111,631 | 32.2 |
| ●不安・抑うつの相談があった | 29,549 | 50,643 | 80,192 | 23.1 |
| ●障害（疑いを含む）に起因する特別な教育的支援の求めや相談があった | 11,454 | 12,676 | 24,130 | 7.0 |
| ●個別の配慮（障害（疑いを含む）以外）についての求めや相談があった | 11,096 | 11,871 | 22,967 | 6.6 |

（資料：文部科学省「令和５年度児童生徒の問題行動・不登校等生徒指導上の諸課題に関する調査結果の概要」より）

応えようとがんばり過ぎて疲れてしまったり、受験で燃え尽きるなどが考えられます。

そのほかの要因として「不安や抑うつ」、「生活リズムの不調」、「学業の不振」、「友人関係をめぐる問題」が上位を占めています。

# アイデンティティと不登校の関係

アイデンティティが形成されておらずに他者からの評価を気にし過ぎてしまい、学校に行けなくなるケースもあります。

## 「相手に悪く思われたくない」気持ちが不登校の引き金に

不登校になるきっかけはさまざまだと紹介しましたが、子どもが学校に行かなくなるきっかけに「アイデンティティ」が通底している場合が少なくありません。

アイデンティティとは、自分が自分であること、その自分が他者や社会から認められているという感覚のことで、「自己同一性」とも訳されます。アイデンティティは成長していく過程で徐々に形成されていくものですが、自分に自信が持てなかったり、他者や社会から認めてもらう機会が乏しかったりすると、なかなか形成されない場合があります。

学校に行かない子どもの中には、自分の存在意義を見つけることができずに、「他人から自分はどのように見られているのか」という評価を気にするケースが多く見られます。たとえば、次のような子どもたちです。

- **他人と自分の成績を比べて気にし過ぎる子**
- **授業で自分の答えに自信が持てずに発言をためらう子**
- **友だちのからかいに耐えられない子**
- **相手が自分の話をつまらないと感じているのではと不安になる子**
- **周囲に合わせ過ぎて本来の自分を出さない子**

ほかにもさまざまなパターンがありますが、共通するのはアイデンティティが形成されていないために、過度に他者を意識し、相手に悪く思われたくないという気持ちを持っていることです。

こうした不安が引き金となって他者との関わりを避けるようになり、不登校につながる場合があります。

# 友人関係と不登校の関係

小学校の高学年くらいから人間関係は複雑になり、それがつまずきとなって不登校になるケースも少なくありません。

## 女の子の〝グループ化〟はつまずきの引き金になりやすい

学校での友人関係が不登校に大きな影響を及ぼすことは、各種調査結果からも明らかになっています。

友人関係がきっかけで子どもが学校に行かなくなると、親は「いじめにあったのでは？」と考えてしまいがちです。もちろん、学校でいじめにあい、それが直接的なきっかけで不登校になるケースもありますが、割合からすれば全体の1～2％です。学校や先生が把握していないケースもあるので、もう少し割合は高いかもしれませんが、実際にはいじめ被害を除く友人関係のトラブルによって、不登校になるケースの方が圧倒的に多いのです。

たとえば、よく遊んでいた仲良しの友だちが、ある時期から急に遊ばなくなるというケースがあります。小学校の高学年くらいから人間関係は複雑になり、男女ともに仲良しグループをつくるようになります。女の子の場合は特にそのグループにうまく入れず孤立したり、グループに入ったとしても関係がギクシャクするようなことが出てきます。

思春期を迎える時期というのは心身にさまざまな変化が起こり、それにともなって心も不安定になりやすいため、友人関係でつまずくと学校に居場所がなくなったように感じて、不登校につながってしまうことがあるのです。

また、思春期には異性の存在も気になってきます。好きな異性ができて思いを募らせたり、あるいは小学生でも男女交際に発展するケースも珍しくなくなりました。反面、心身が未熟な年齢だけに異性との関係を構築したり、継続するのは難しく、それがつまずきとなって学校に行けなくなるケースも考えられます。

# 家庭環境と不登校の関係

親子の関係性を含む家庭環境も、子どもの不登校に大きく影響しています。

## 安心できない家庭環境が子どもを不安にさせる

子どもが心身ともに健やかに成長していくには、家庭が安心できる場所であることが望ましいといえます。ところが、子どもが不安を抱えながら過ごすような家庭も残念ながら存在します。

たとえば、親が子どもに対して無関心な家庭です。親子関係が希薄だと、子どもは何か困ったことがあっても親に相談することができません。逆に、子どもに対して過保護な家庭は、子どもが考える前に親が先回りして決めてしまい、子ども自身が考えて決めるというスキル

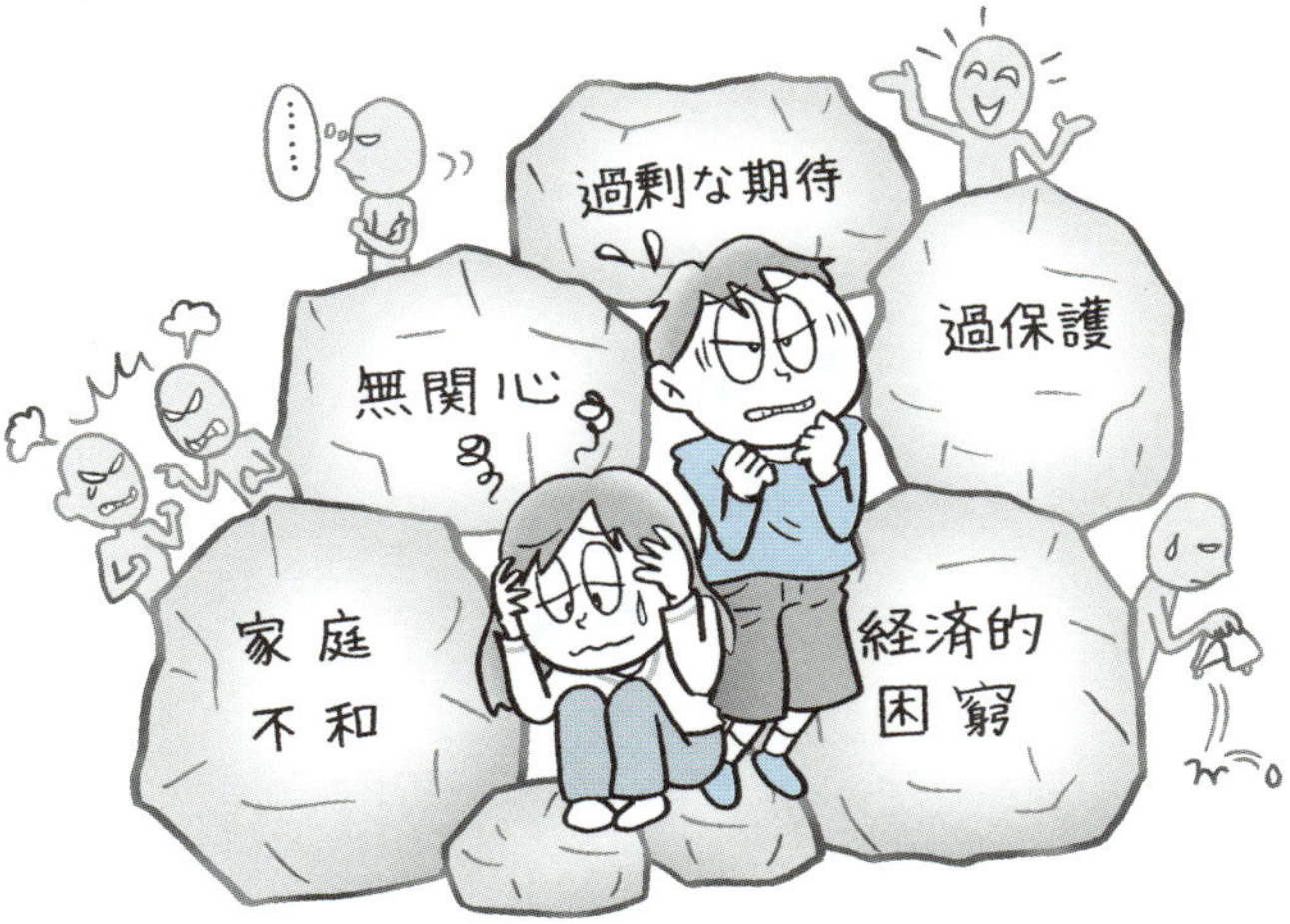


が身につきません。また、過剰に教育熱心な家庭というのも、子どもに期待をかけるという意味では悪いことではありませんが、行き過ぎてしまうと子どもに過度のプレッシャーを与え、精神的な負担になる場合があります。

親の子どもへの接し方だけではありません。両親が不仲でケンカが絶えず、殺伐とした雰囲気に包まれた家庭は、子どもに大きなストレスを与えます。両親が離婚した場合、子どもにとって家族の形が変わるだけでなく、経済的な困窮、引っ越しやそれにともなう転校などが生じる場合があり、生活全体が変わる可能性があります。

こうしたさまざまな家庭環境のあり方が子どもの成長に影を落とし、人との関わりを避けるようになって、不登校につながる場合があります。

# 学業不振と不登校の関係

勉強についていけず、思ったように成績が伸びないことでやる気を失い、それが不登校につながるケースが少なくありません。

## 勉強がつらくなると学校そのものが楽しくない

学業不振は、不登校の要因の中でも比較的高い割合を占めています。思ったように成績が伸びない、勉強が難しくてついていけないなどの理由から、徐々に学校から足が遠のいていくのです。

この傾向は小学生よりも中学生の方が高くなっています。やはり学年が上がるにしたがって学習内容が難しくなり、中学校に上がれば授業のスピードも増すことから、授業についていけなくなる子どもの割合も増えると考えられます。

不登校の要因で最も多いのは無気力だと紹介しましたが、具体的には「学校生活に対してやる気が出ない」というものです。勉強してもわからないことが増え、テストを受けても良い点が取れず、成績も振るわないという現実を目の当たりにすれば、子どもが学校そのものを楽しく感じられなくなり、行く意欲を失ってしまっても不思議ではありません。

その穴埋め行為としてゲームなどの遊びに熱中したり、生活リズムが乱れたり、なかには非行に走るケースもあります。

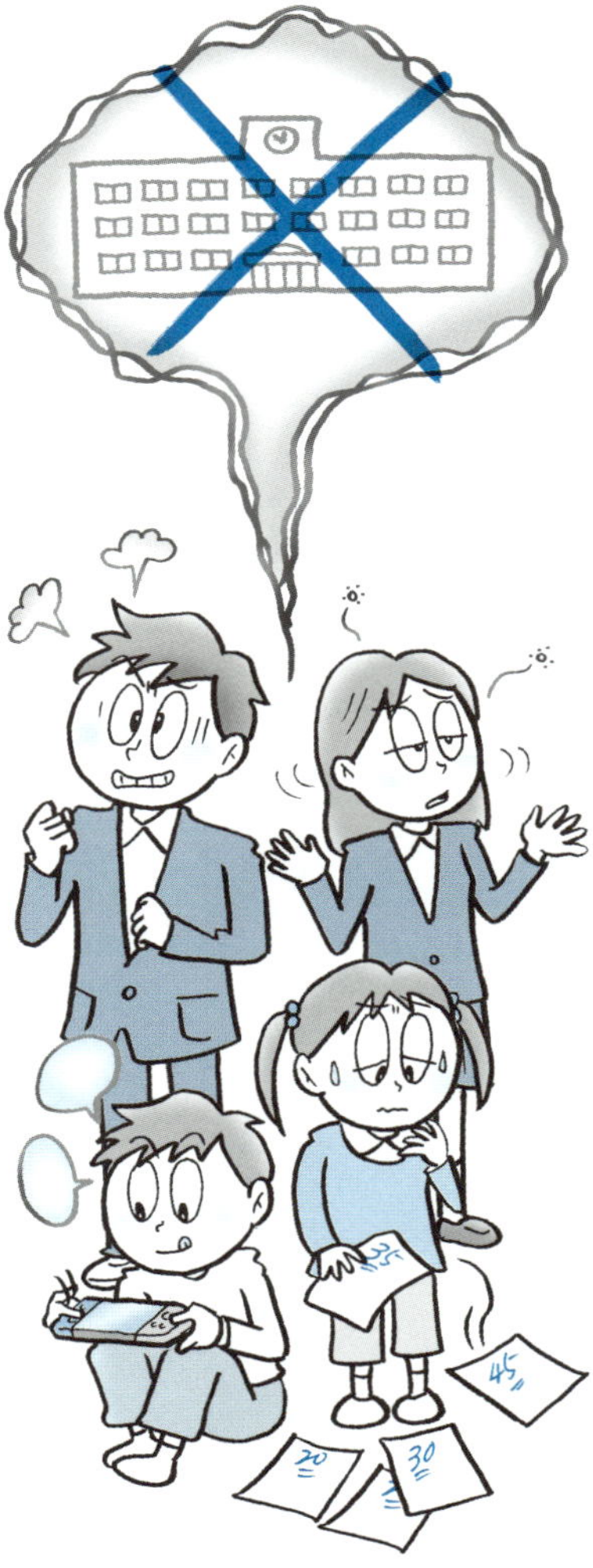

# 学校や先生への不満と不登校の関係

嫌いな授業がある、担任の先生と相性が悪いなどの不満から、学校に行くことがおっくうになるケースもあります。

## 夏休みなど長期の休み明けは要注意

不登校のきっかけがやる気が出ないという理由である場合、その中に学校や先生、あるいは学校の規則への不満などが隠されていることがあります。

嫌いな授業がある、担任の先生との相性が悪い、学校から押しつけられるような暗黙のルールがある、理不尽な校則に納得がいかない、学校がつまらない…などは、だれもが多かれ少なかれ感じている可能性があるものです。しかし、子どもによっては、それが原因で学校に行くことがおっくうになったり、勉強への意欲を失ってしまうこともあります。

　また、なかには学校への不満から行く意義を感じられなくなり、自分の意思で欠席を選択するというケースもあります。学校に行こうとすると体調が悪くなるというような、「行かなきゃと思うけど行けない」場合とは異なり、学校ではやる気が出なくても、家庭や塾などではがんばれることが多いようです。

　いずれにせよ、学校や先生に何らかの不満を抱いている子どもの場合、夏休みなど長期の休み明けのタイミングは要注意です。オフからオンへと切り替えがうまくできずに、そのままずるずると欠席しがちになってしまうおそれがあります。

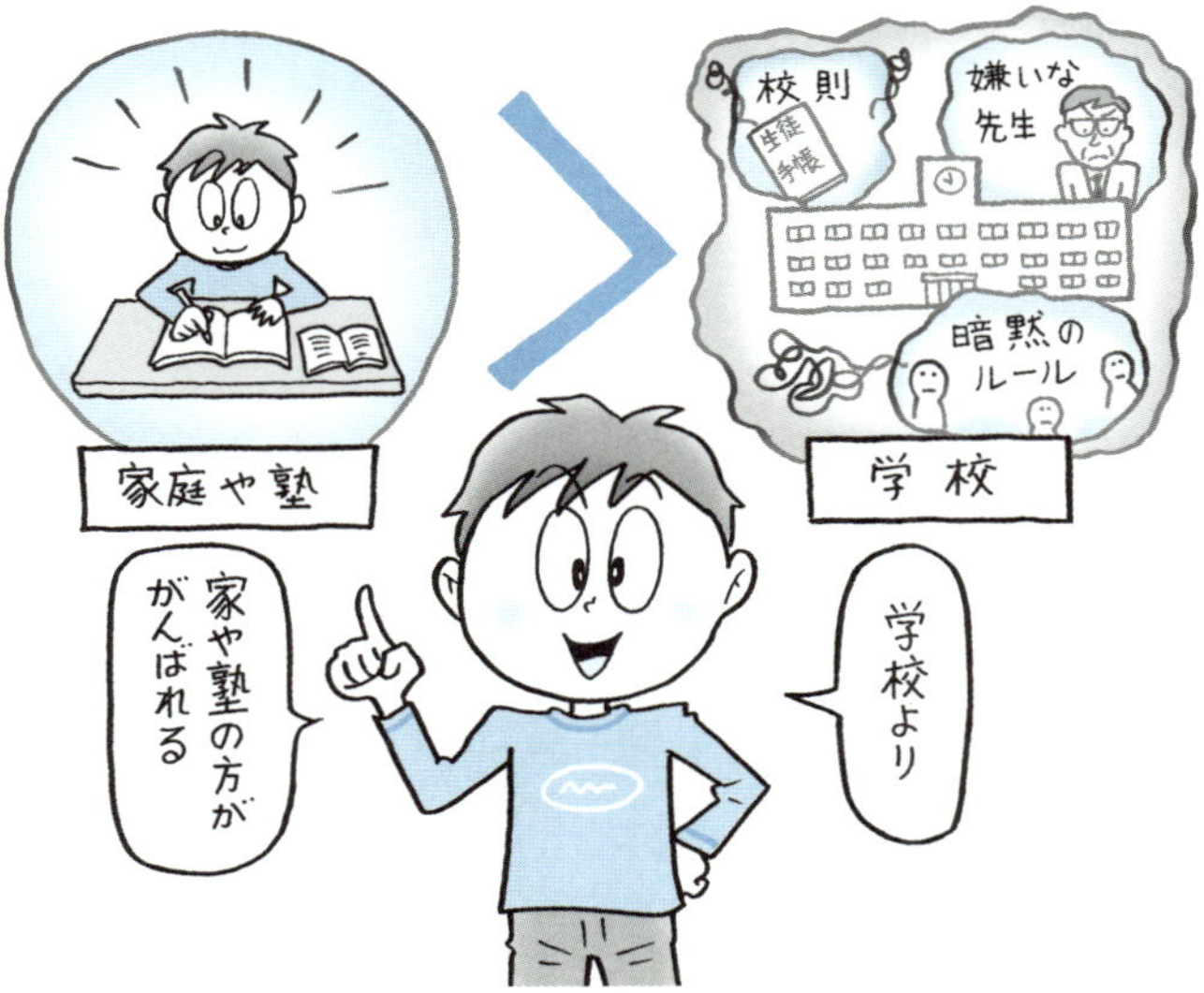

# スマホ依存と不登校の関係

近年、不登校になる原因として「スマホ」によるコミュニケーションの変化が指摘されています。

## スマホ依存が子どもにも広がっている

近年、スマホ依存の問題が指摘されるようになってきました。たとえば、

- 夜中までスマホをいじる
- 起床後すぐにスマホをチェックする
- 食事中やトイレ、入浴中でもスマホを触っている
- だれかと話しているときもスマホを触っている
- スマホが手元にないと落ち着かない

●ＳＮＳやＬＩＮＥの返信をひんぱんにチェックする
●スマホのオンラインゲームをずっとやっている

などがあげられます。このスマホ依存は決して大人だけの問題ではなく、子どもの間にも広がっており、それが不登校につながる可能性があるのです。

## ＳＮＳなどにのめり込み、生活のリズムが乱れて不登校に

たとえば、何らかの理由で子どもが登校をしぶるようになったとします。その際、子どもとしては学校に行けないことへの罪悪感や家族への後ろめたさ、家族から受ける心配や叱責などにより、不安や葛藤が生まれます。

その不安を解消しようと、身近にあるスマホなどでＳＮＳやゲーム、ユーチューブなどをするようになると、どんどんのめり込んでいきます。やがてスマホを片時も離さなくなり、生活リズムが乱れ、やがて昼夜が逆転し、いよいよ学校に行けなくなってしまうおそれがあります。

## スマホでコミュニケーションが変化し、友人関係にも影響

学校での友人関係の延長でＬＩＮＥなどのＳＮＳを使っていると、それが引き金となって

不登校になるケースもあります。

たとえば、学校で友だちとおしゃべりをするだけでなく、学校以外でLINEでひんぱんにコミュニケーションをとっているとします。すると、LINEでつながっていないと話題についていけなくなったり、仲間外れにされているのではないかと不安になり、精神的に追い詰められていく場合があります。

特に子どもの場合、コミュニケーション能力が未熟なので、文字だけのやりとりから誤解が生まれてしまい、友人関係がギクシャクして学校に行けなくなってしまうケースもあります。

いずれにしても、スマホ依存は一種の精神疾患でもあります。子どもがスマホを片時も離さない様子が見られたら、注意が必要です。

## スマホ依存に見られる二つのパターン

### コンテンツ依存

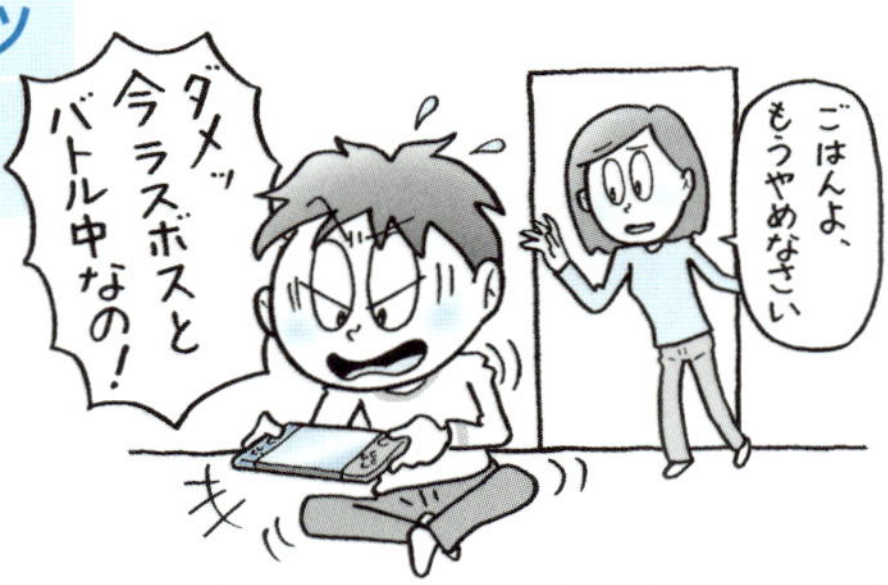
ダメッ
今ラスボスと
バトル中なの！
ごはんよ、
もうやめなさい

ゲームにのめり込んだ状態を指します。ゲームのステージをクリアすると達成感が得られるため、「もっと強くなりたい」「強くなって自慢したい」とのめり込んでいきます。日常生活よりもコンテンツ内のスケジュールを優先しがちで、生活リズムの乱れを招きます。

### つながり依存

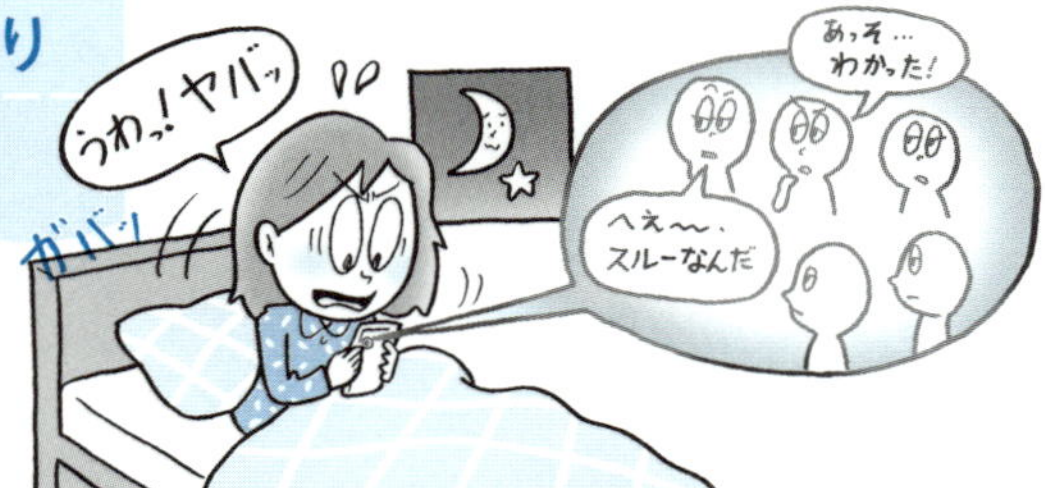
うわっ！ヤバッ
ガバッ
あっそ…
わかった！
へぇ〜、
スルーなんだ

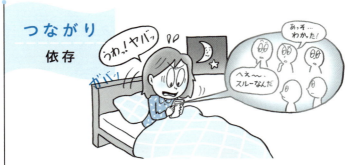

リアルで付き合いがあるのに、LINEでもつながっていないと不安になる状態を指します。実際、すぐに返信しなかったり、既読スルーをしたことがきっかけで、仲間外れやいじめに発展する場合もあり、スマホが手離せなくなってしまいます。

Dr. 宮尾のつぶやき…❶

# 共鳴する機会を失っていく子どもたち

現在、多くの子どもたちがスマホを持っており、日常的にＬＩＮＥなどのＳＮＳをコミュニケーションの手段として使っています。私が気になっているのは、「いいね」です。

本当にいいと思ったから「いいね」を押すとは限りません。友だちの投稿をスルーするわけにはいかないから「いいね」、自分の投稿にも反応してほしいから「いいね」を押すことも多いでしょう。

スマホによるコミュニケーションは、心がない「いいね」を押すことに依存しており、本当に自分が友だちから理解されているのかがわからなくなっています。それがかえって、友人関係の構築をさまたげる理由の一つになっていると思います。

また、スマホによって「人との関わり＝身体的な共調」も失われつつあります。友だちと理由もなく会ったり、悩みごとを打ち明けたり、あるいは親に対する反発心を聞いてもらったりするなどのコミュニケーションをしなくなっています。

こうしてだれかと共鳴する機会が失われていった結果、不登校になってしまう点もあげられるのです。

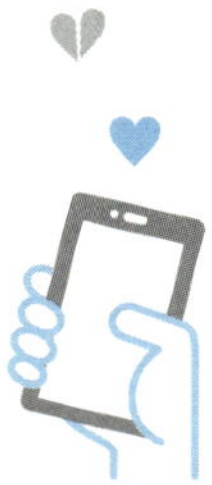

# 第2章

# 発達障害のある子どもが不登校になるとき

# 発達障害のある子どもと不登校の関係

不登校はだれがそうなっても不思議ではありませんが、発達障害のある子どもは特性のために引き起こしやすいといえます。

## 特性による困難が不登校の引き金に

第2章では不登校の概要について紹介してきました。近年、不登校の中には発達障害を背景とするものが少なくないことが明らかになってきています。

発達障害の二次障害として、不登校やひきこもりを引き起こすことが知られていますが、不登校の子どもを対象とするさまざまな調査結果においてもその傾向が指摘されています。社会性の欠如やコミュニケーションの問題、学習に関する困難など、発達障害の特性があることで学校という枠組みにうまくはまれなかったり、友人関係を築けなかったり、授業についていけなくなるといったことが引き金となって、不登校につながることが考えられます。

## 発達障害と不登校との関連

### 社会性の欠如

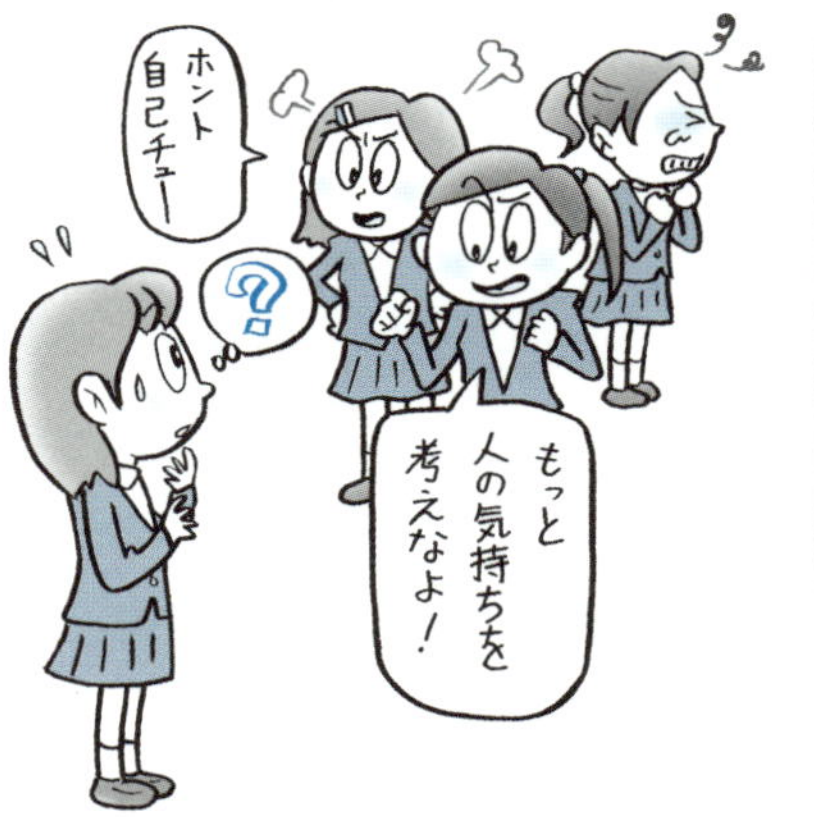
ホント自己チュー
もっと人の気持ちを考えなよ！

他人と関わったり、他人の気持ちを考えたり、自分の気持ちをだれかに伝えたり、表現するなどが苦手なため、不適応を起こしやすい

### コミュニケーションの未熟さ

他人の話を聞いたり、自分の気持ちを伝えたりといったキャッチボールが苦手

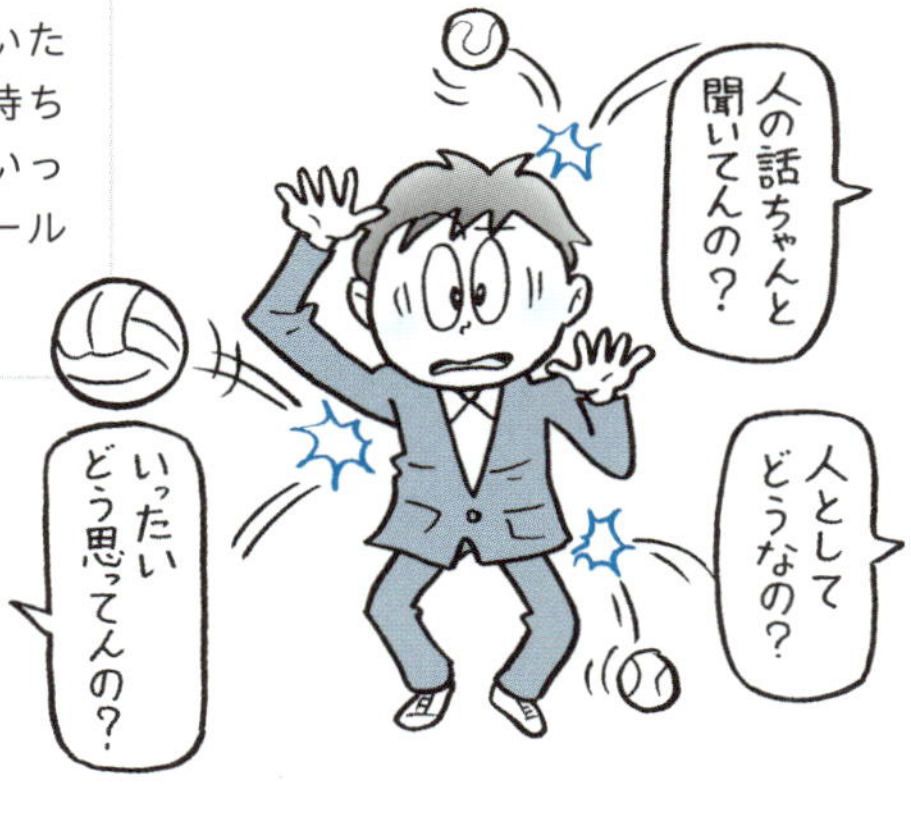
人の話ちゃんと聞いてんの？
人としてどうなの？
いったいどう思ってんの？

## 感情のコントロールが未熟

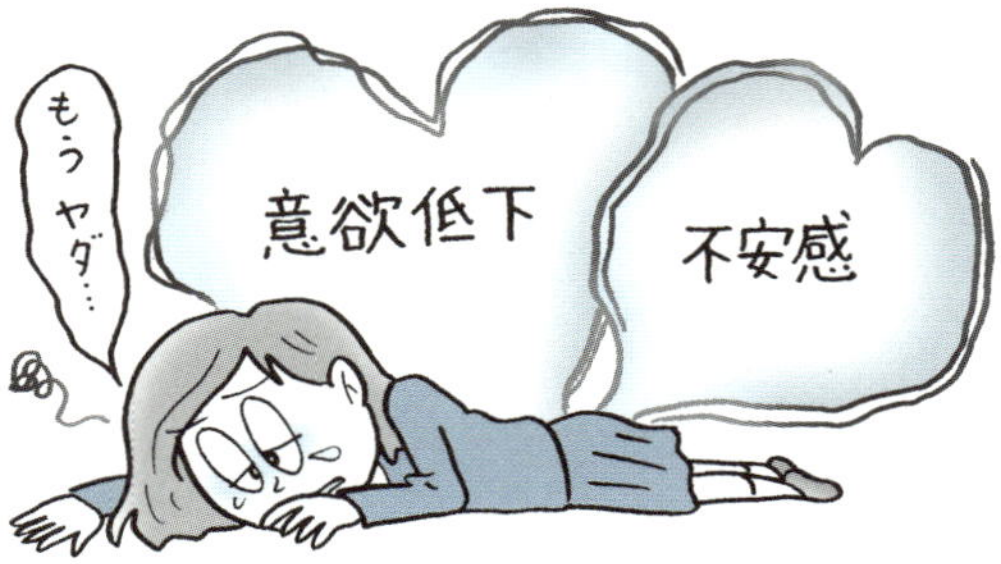
もうヤダ…
意欲低下
不安感

感情がうまくコントロールできず、不安や落ち込み、意欲の低下を招きやすい

## 生活リズムの乱れ

基本的な生活リズムが整っていないと、学校生活を維持しにくい

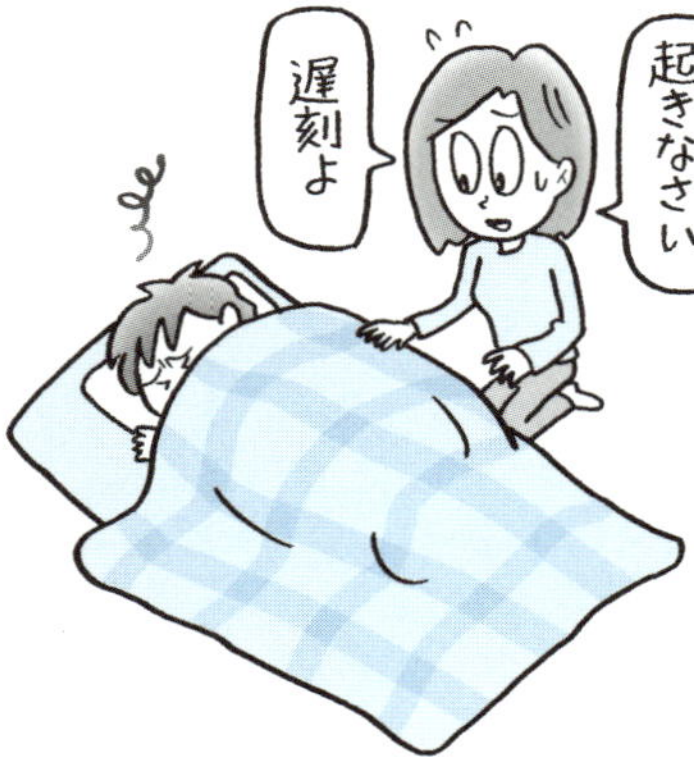
起きなさい
遅刻よ

## 学業不振

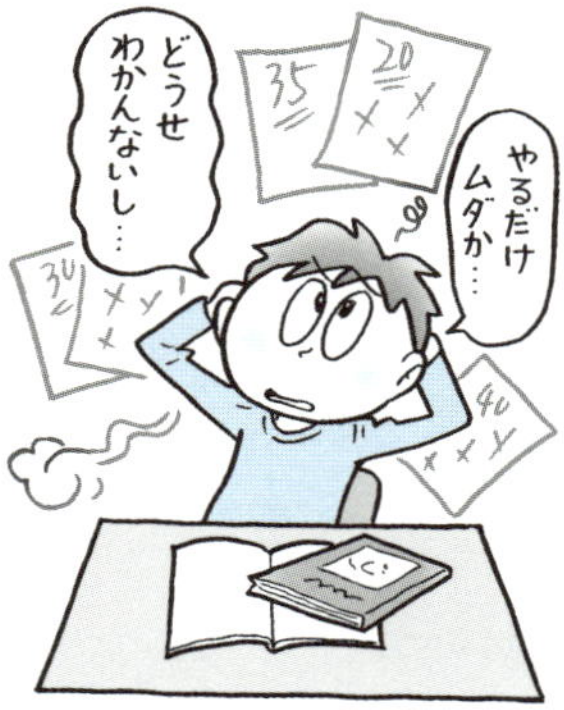
どうせわかんないし…
やるだけムダか…

学習の習得に困難がある場合、学業不振や成績の低下などから無気力に

## スマホ依存

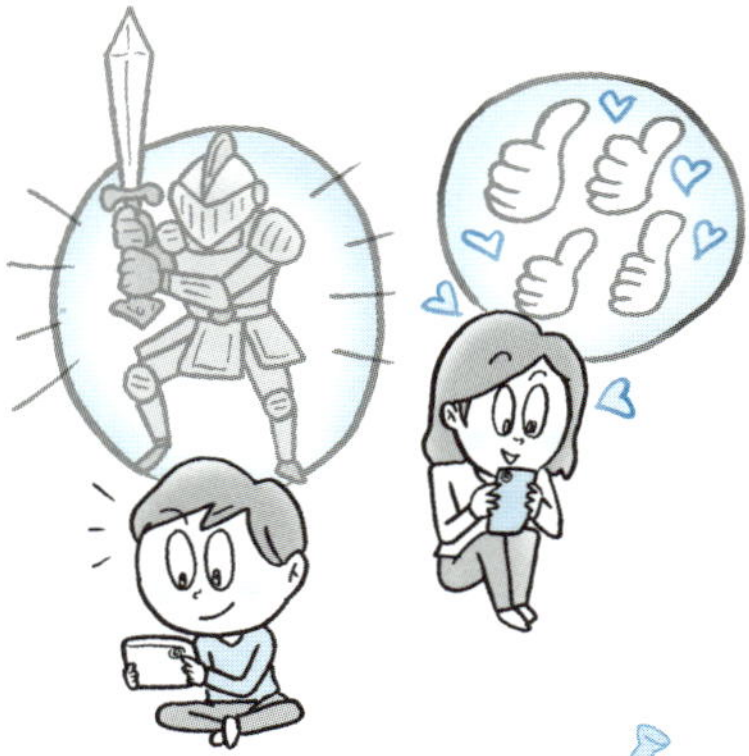

衝動的な行動をとったり、欲望をコントロールするのが難しく、ゲームやＳＮＳなどにのめり込みやすい

## 自己肯定感の低さ

特性のために自信をつける機会が乏しく、特に思春期以降、自分に対する見方が否定的になり、劣等感や被害者意識を抱きやすい

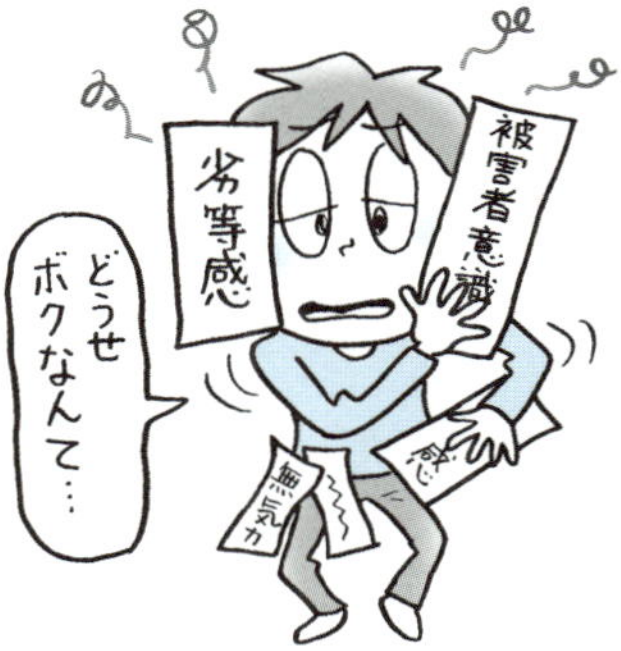


## 不安が強い

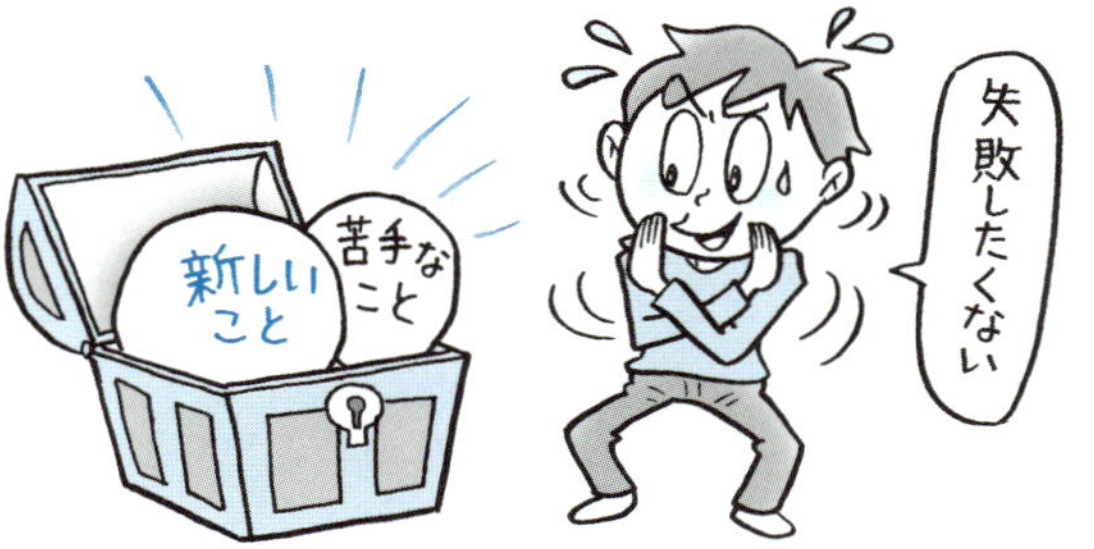


特性のために失敗や挫折を過度におそれる。自分が傷つきそうなことや失敗しそうなことをやろうとせず、苦手なことを先延ばしにしがち

# ASDの子どもが不登校になるとき

ASDの子どもは、対人関係やコミュニケーションが得意ではありません。そのためクラスで浮いた存在になりやすく、それが不登校につながることがあります。

## 学校生活のさまざまな場面で〝うまくいかない〟

ASDのおもな特性として、社会的なやりとりの障害、コミュニケーションの障害、こだわりの強さがあげられます。

学校のような集団生活の中では、自然にクラスのだれかと仲良くなったり、コミュニケーションをとったりしますが、ASDの子どもは特性のためにそれらがスムーズにいかない場合が多いものです。そのため友だちがなかなかできずに孤立したり、クラスメートとの関係でトラブルが生じやすくなります。

学習面においては、こだわりの強さから得意な科目と苦手な科目が極端に分かれる傾向にあり、苦手な授業には身が入らないことが考えられます。

加えて、一度に複数のことをこなすことができないので、先生の話を聞いていると板書をノートに取ることができず、ノートを書いていると先生の話が耳に入らないといったことが起こります。そうして授業で周囲のペースについていけずに、取り残されてしまうこともあります。

こうした特性によるさまざまな困難により、学校生活をスムーズに送ることが難しくなり、それが不登校につながる可能性があります。

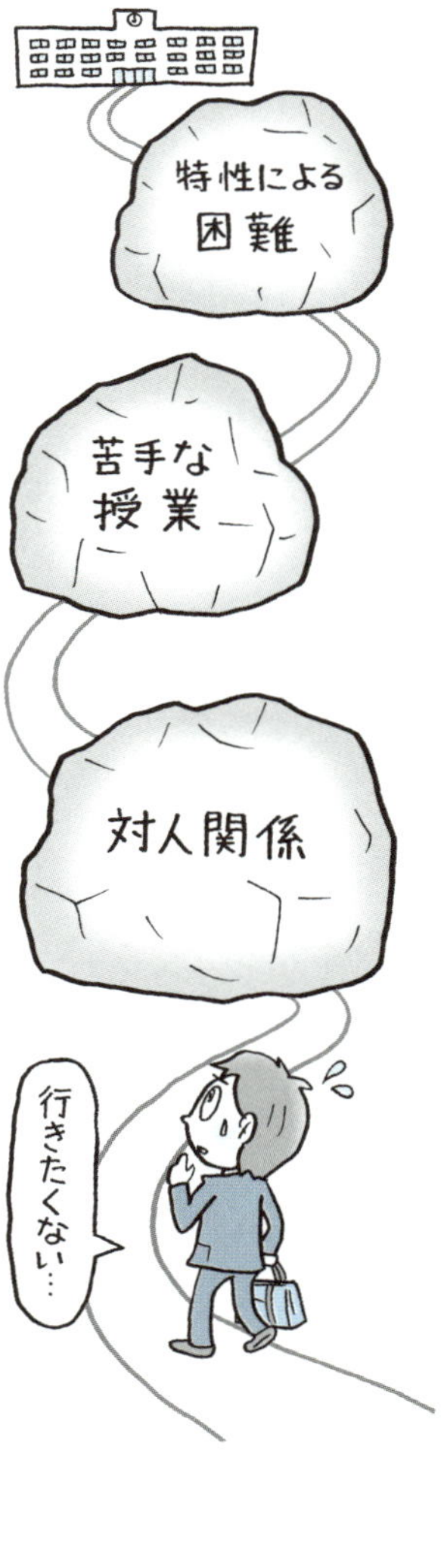

## ＡＳＤの子どもが学校で直面する困難

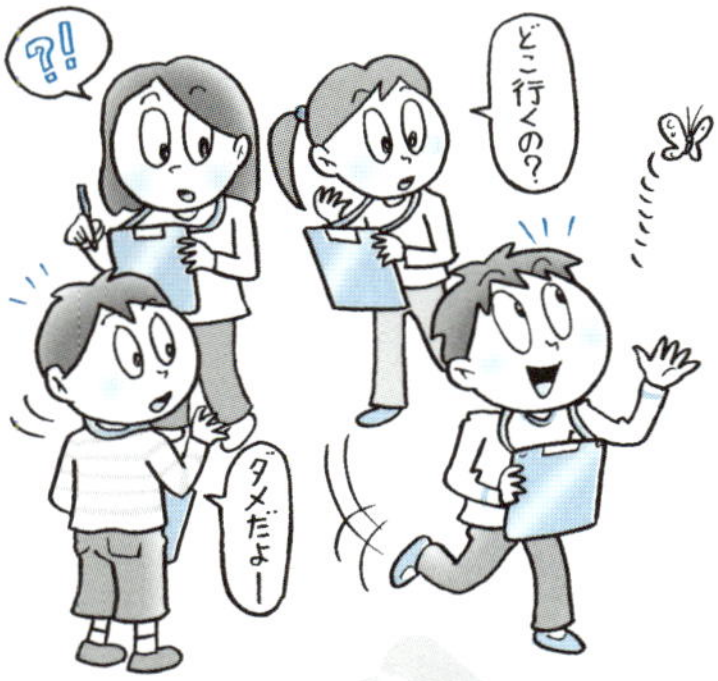


他人に合わせて
行動するのが苦手

人と
コミュニケーションを
とることが苦手

一度に
複数のことを
こなすのが苦手

マイルールや
自分のやり方に
こだわり、
集団行動が難しい

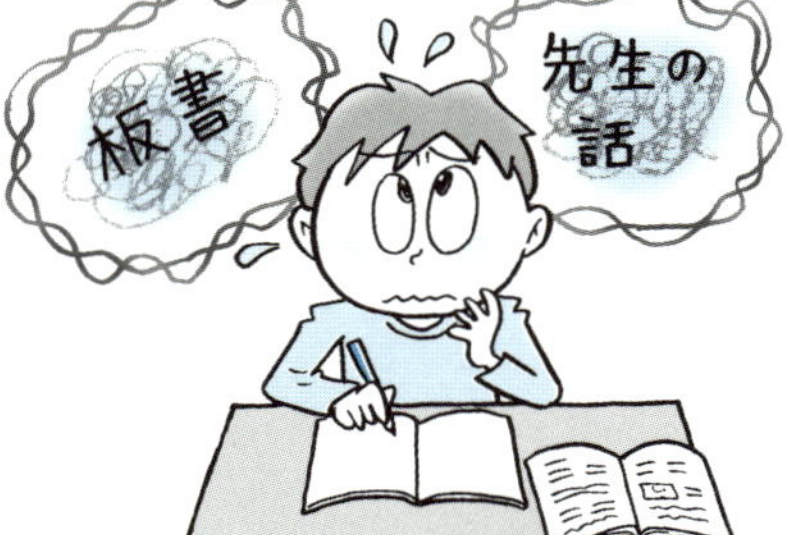

急な変更に臨機応変に
対応することができずに
パニックを起こしやすい

手先が不器用で
作業が遅れやすい

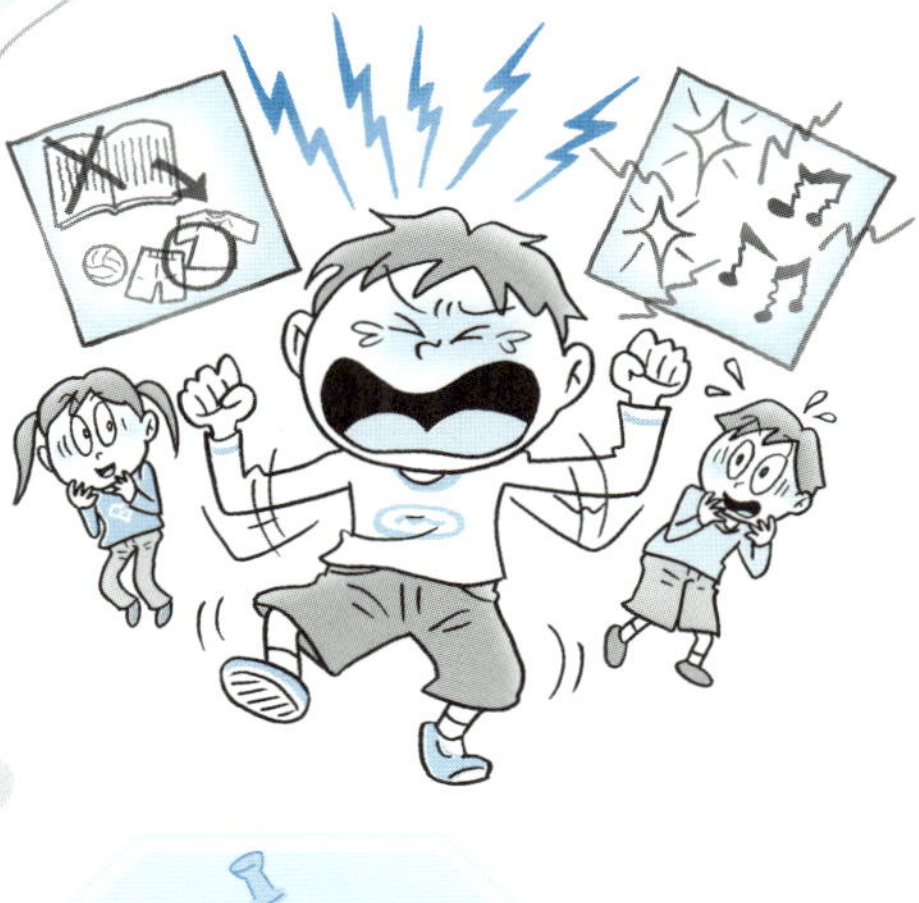

強い光や
大きな音に接すると
パニックを
起こしやすい

一度関係が崩れると
リカバリーが難しい

# ＡＤＨＤの子どもが不登校になるとき

ＡＤＨＤの子どもは、不注意や衝動性などの特性のために、失敗や友だちとのいざこざを起こしやすく、それが不登校の引き金になる場合があります。

## 深く考えず衝動的に行動してトラブルを招きやすい

ＡＤＨＤには、不注意、多動性、衝動性というおもに行動面における特性があります。これらにより、忘れ物が多い、物をよくなくす、整理整とんが苦手、じっとしていられない、時間が守れない、集中力が続かない、我慢が苦手などの問題行動が起こりやすくなります。学校のように一定の規則があり、それを守りながら行動をとる必要がある場所では、小さなトラブルをひんぱんに招く可能性があります。

また、不注意で衝動的な傾向から、思ったことをすぐに口にしてしまうところがあります。

たとえば、授業中に先生から指名された子よりも先に答えを言ってしまう、人が話しているところに割り込んで話し始める、人が嫌がるようなことをつい言ってしまうなどです。そうした行動から「場をわきまえない子」「自己中心的な子」と周囲から思われてしまい、友だちができにくかったり、いざこざを起こしやすくなります。

女の子の場合は特に、この〝すぐに口にしてしまう〟や〝おしゃべり〟といった行動が同性の友だちから嫌がられて、友だちができにくかったり仲間外れにされたりして、孤立してしまう場合があります。

こうした友人関係のつまずきから学校に行くのをしぶり始め、不登校になるケースがよく見られます。

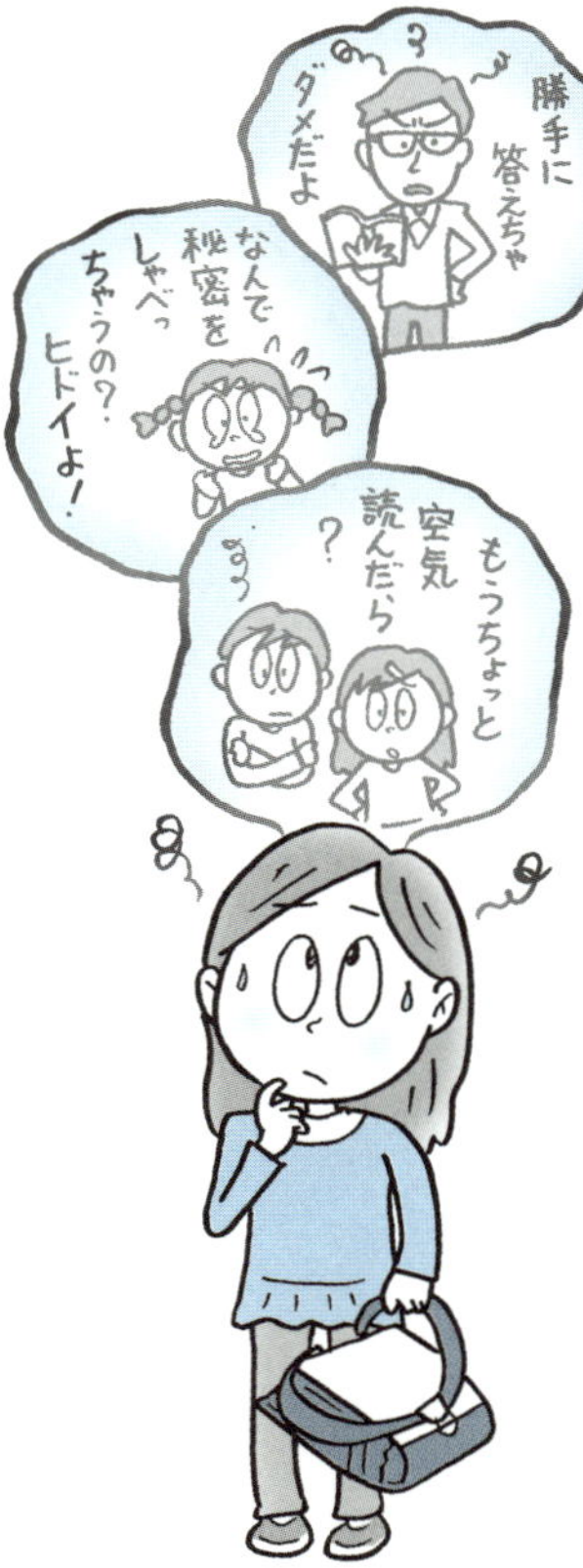
勝手に答えちゃダメだよ
なんで秘密をしゃべっちゃうの？ヒドイよ！
もうちょっと空気読んだら？

## ADHDの子どもが学校で直面する困難

忘れ物や
なくし物が多い

授業中でも
集中力が続かない

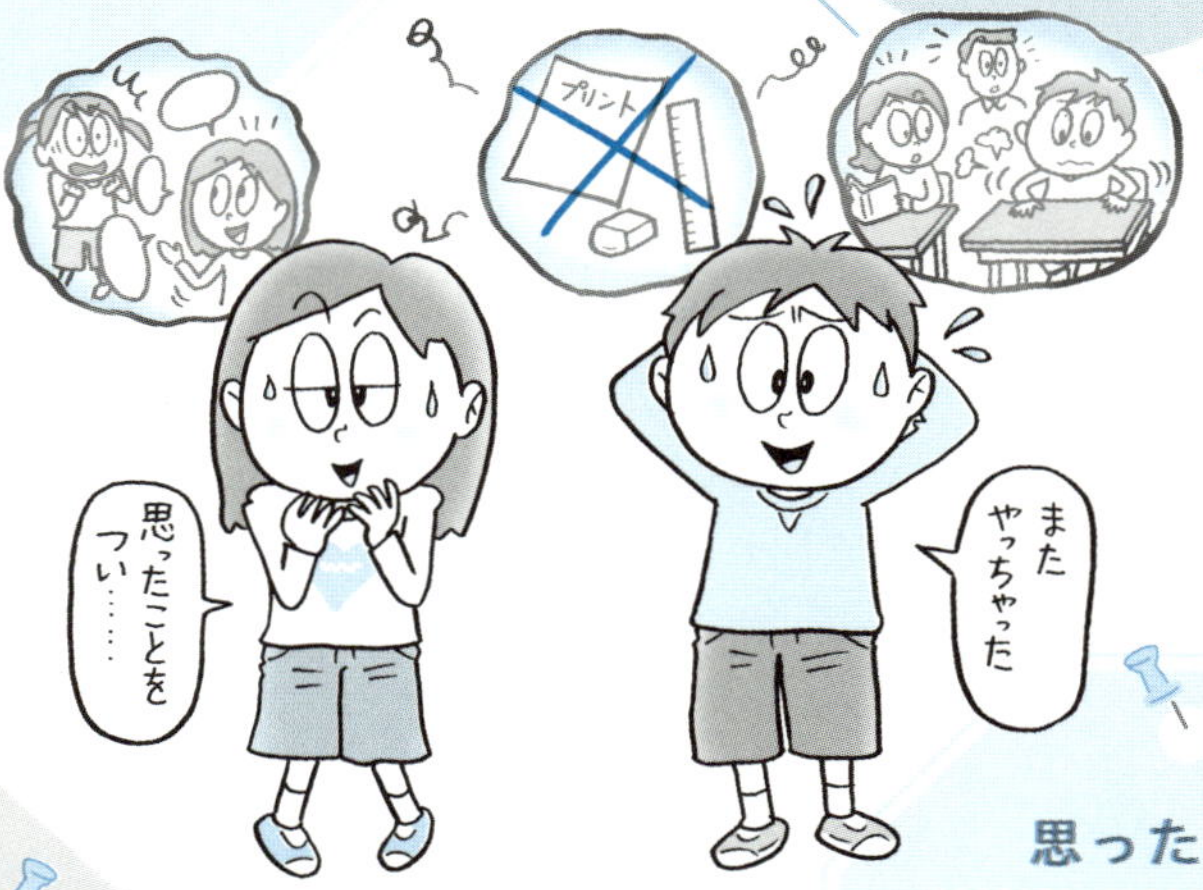
プリント
思ったことをつい……
またやっちゃった

思ったことを
すぐに口にして
友だちと
トラブルになる

時間に
ルーズなところが
ある

順番待ちが
できない

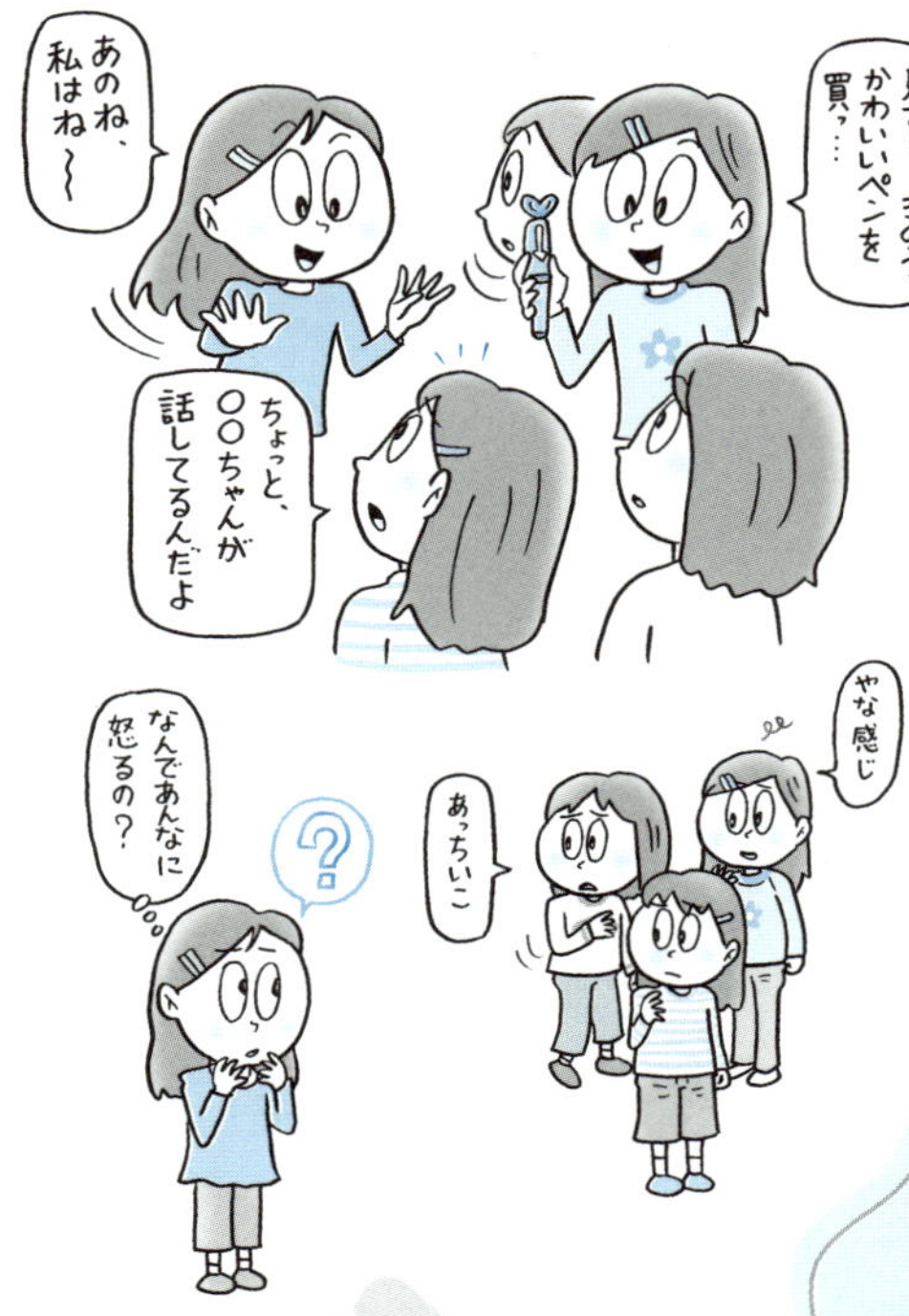
あのね、私はね～～
見て～、きのうかわいいペンを買っ…
ちょっと、○○ちゃんが話してるんだよ
なんであんなに怒るの？
あっちいこ
やな感じ

女の子は仲良しグループにうまくなじめない

集中力が続かず、友だちが話している最中に別のことを始めてしまう

人の話に割り込んで自分の話をしがち

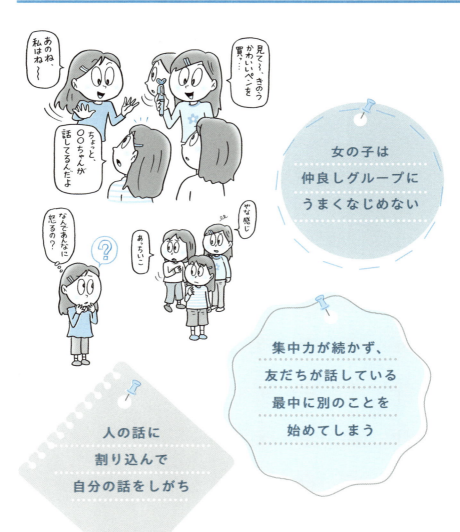

# ＬＤの子どもが不登校になるとき

ＬＤの子どもは、特性のために授業についていけなくなり、学校に行くのが嫌になってしまう場合があります。

## 勉強についていけず無気力になってしまいがち

ＬＤの子どもは、知的能力に問題がないにもかかわらず、「読む」「書く」「計算する」など特定の学習に困難を抱えています。たとえば、文字を読むことはできても書くことが苦手だったり、うまく話すことができなかったりすれば、授業についていくのは相当な困難をともないます。まして学年が上がれば学習内容も難しくなっていくため、徐々に勉強が遅れていくことになりがちです。

努力してもテストで良い点が取れず、成績が上がらないことで、意欲が低下して無気力になってしまう場合があります。

　また、授業中に教科書を音読するシーンなどでうまく読めなかったりすると、それをクラスメートにからかわれたり、いじめにつながる場合もあります。

　第2章で紹介した文部科学省の不登校の原因に、ＬＤは取り上げられていないため、それをきっかけに不登校になった子どもの総数や割合はわかりません。ただ、ＬＤを背景に不登校になる子どもの割合は少なくないと考えられています。

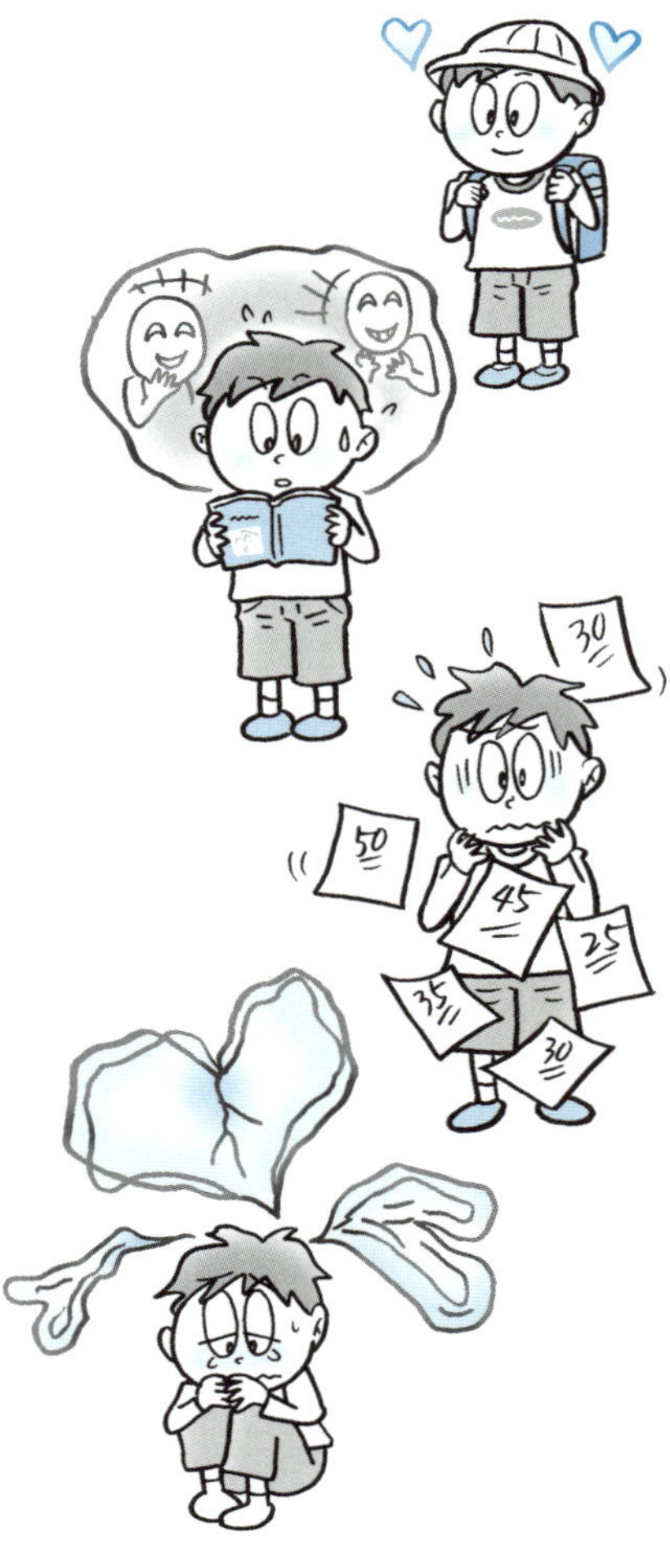

## ＬＤの子どもが学校で直面する困難

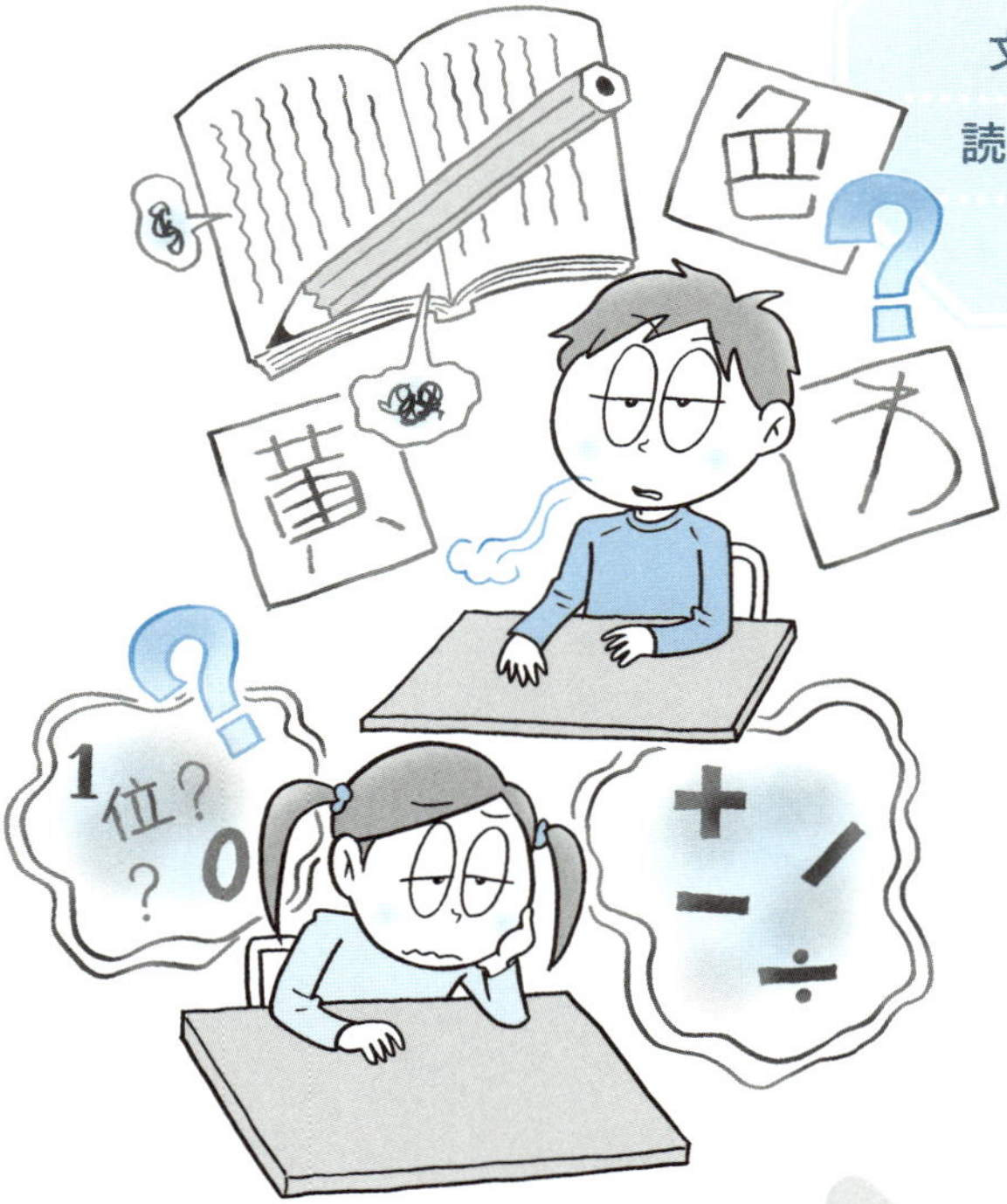

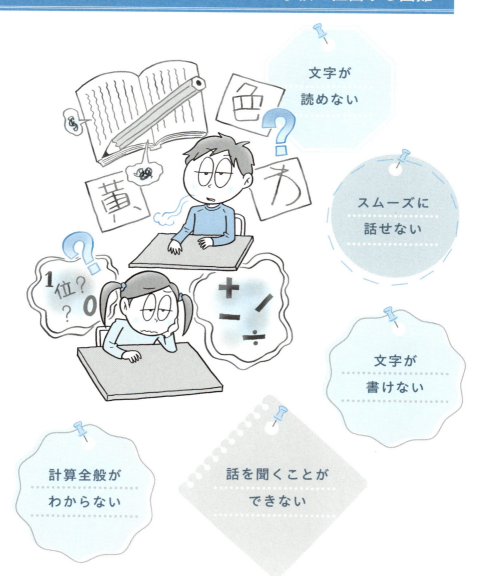

文字が読めない

スムーズに話せない

文字が書けない

計算全般がわからない

話を聞くことができない

文章題を
理解することが
できない

友だちから
からかわれる

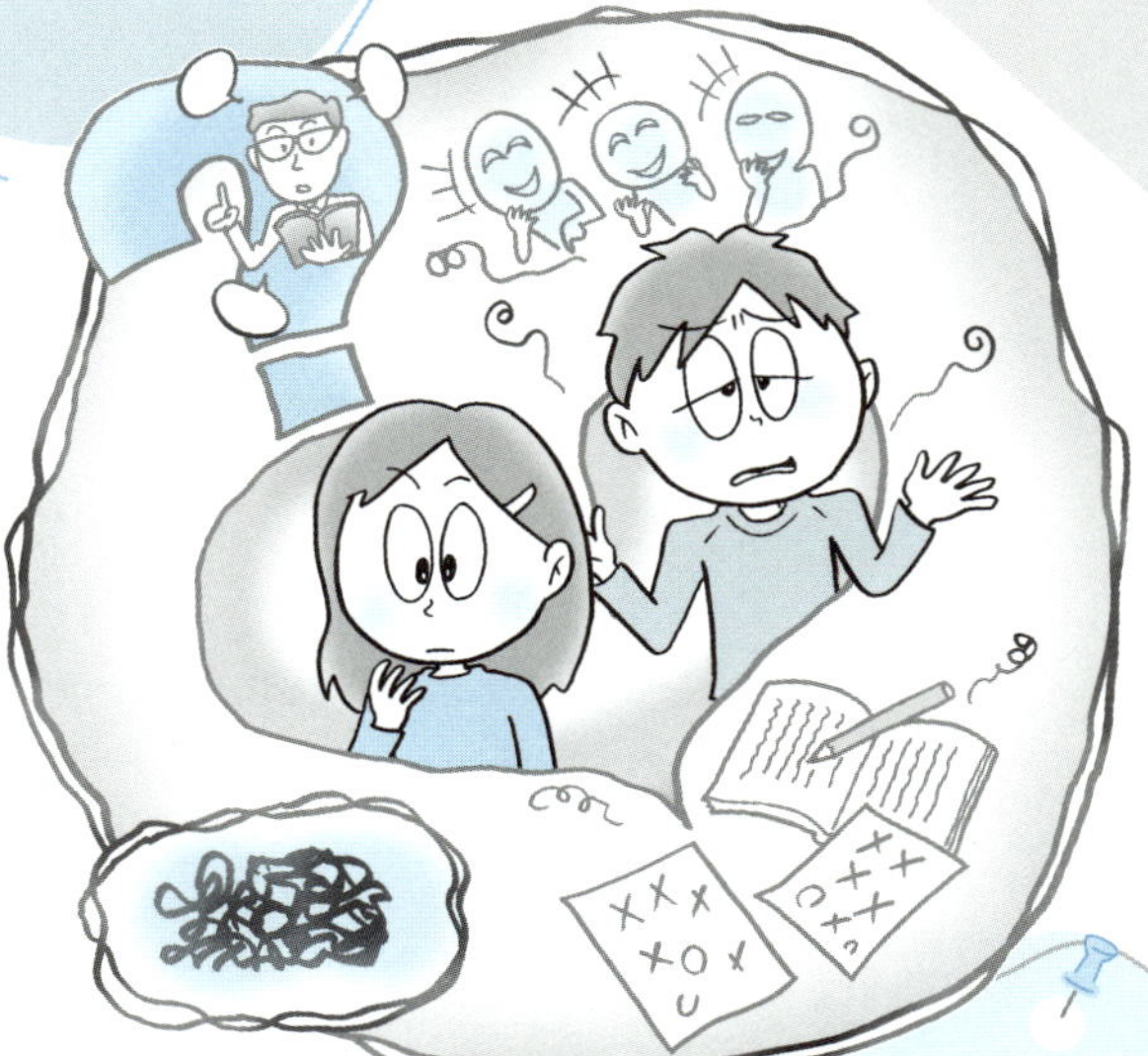

自己肯定感が
育まれにくい

勉強に
ついていけず
学習意欲を
失ってしまう

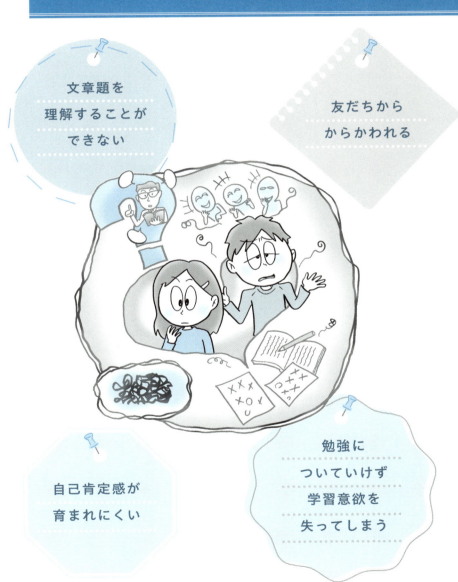

# 親子関係は発達障害のある子どもの不登校に大きく影響

不登校のきっかけや要因が思い当たらないとき、その陰に日常的な親子関係が影響している可能性があります。

## 正しい親子関係が築けていないと不登校のリスクが高まる

発達障害のある子どもが不登校になったとき、その理由がはっきりしないことがよくあります。そんなとき、実は「正しい親子関係が築けていない」ことにその要因が隠されていることがあります。

正しい親子関係とは、親が家庭における主導権を持ち、ダメなことはダメと言える厳しさを備えながら、子どもが安心していられる関係です。

もちろん、多くの親は自分の子どもに対して愛情深く接していることでしょう。子どもの不登校は親の責任だと言いたいのではありません。ただ、正しい親子関係が築けておらず、知らず知らずのうちに子どもに「良くない影響」を及ぼして、不登校につながるケースはあります。

## 不登校になりやすい親のタイプ

発達障害のある子どもが不登校になりやすい親にはタイプがあります。過干渉タイプ、過保護タイプ、心配性タイプ、管理タイプ、感情的な非難タイプ、放任タイプの六つです。

過干渉タイプは、必要以上に子どもの行動に介入して口を出してしまいます。それが親の務めだと思っていて、「本当は言いたくないけれど、言わざるを得ない」とと

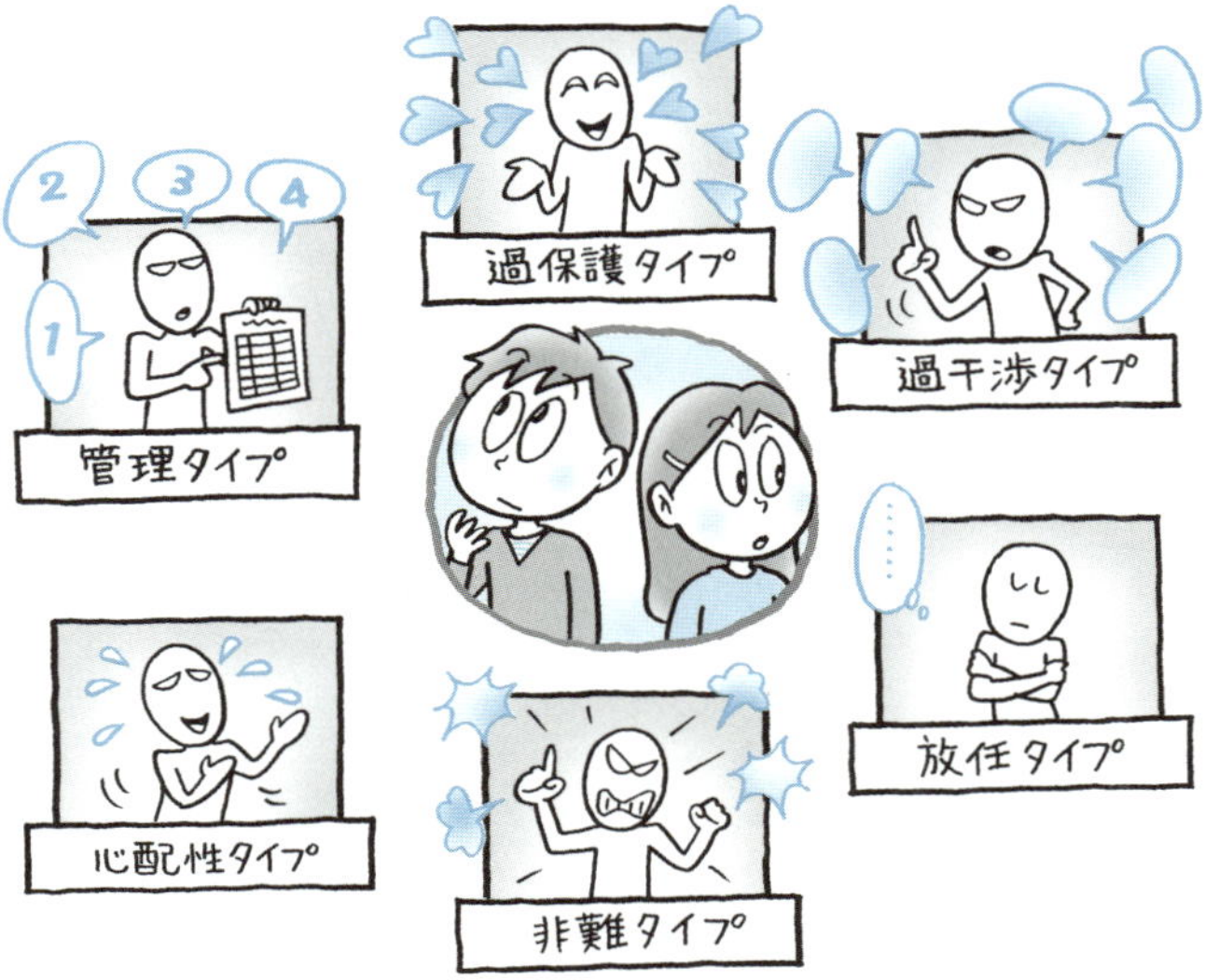
過保護タイプ
過干渉タイプ
管理タイプ
放任タイプ
心配性タイプ
非難タイプ

らえているタイプです。

過保護タイプは、子どものために何でもしてあげたいと思っていて、実際にやってあげるタイプです。心配性タイプも似ていますが、子どものためにしたいというより、せざるを得ないと考えているところが少し異なります。子どもに特性があって心配だから、方向を間違えないように、失敗しないように、何かと先回りして障害を取り除いてあげたり、アドバイスをしたりしがちです。

管理タイプは、子どもの行動を管理するような接し方をするタイプです。子どもの間違いや失敗を減らしたいという思いからですが、子どもを管理している方が親にとっても安心なので、どちらかというと自分のためにやっているという側面があります。

感情的な非難タイプは、子どもの間違いや失敗をジャッジして、感情的に叱ってしまいます。このタイプも自分のためにそうしています。

放任タイプは、子どもの自由な行動を尊重して干渉を避けるタイプです。子どもの自主性を育む子育ての方法ですが、加減を間違えるとただのほったらかしになってしまうおそれがあります。

## 親の接し方が子どもに与える影響

### 退行

子どもが考える前に先に答えを教えたり、失敗する前に守ったりしていると、子どもは困難に対してうまく対処ができなくなり、年齢よりも幼い行動をとるようになります。

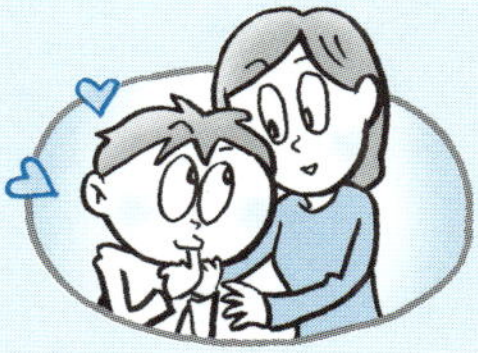

### プライドが高い

子どもを過剰に守り過ぎると、子どもは自分が家族で一番えらいと勘違いし、自意識過剰でプライドも高くなる傾向があり、人間関係でトラブルを起こしやすくなります。

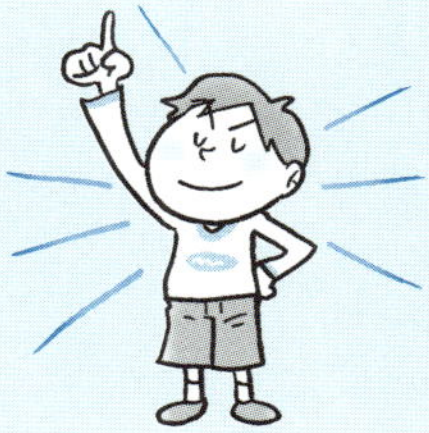

### うそや言い訳

親が子どもを管理しようとすると、そうされたくない子どもは、うそや言い訳をするようになります。そのため友だちから信頼されず仲間外れにされるリスクが高まります。

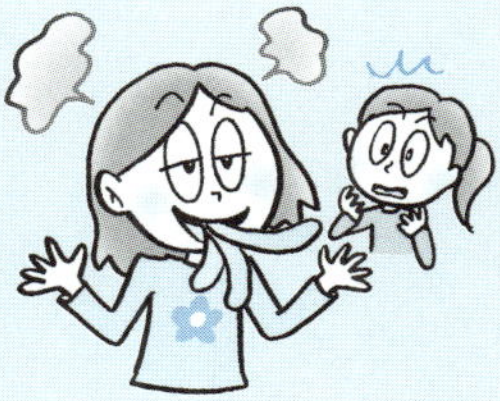

### 愛情不足と強い承認欲求

放任タイプで愛情表現が苦手な親の元では、子どもはかまってもらえない、認められていないと受け止めます。そのため承認欲求（愛されたい、認められたい）が強くなります。

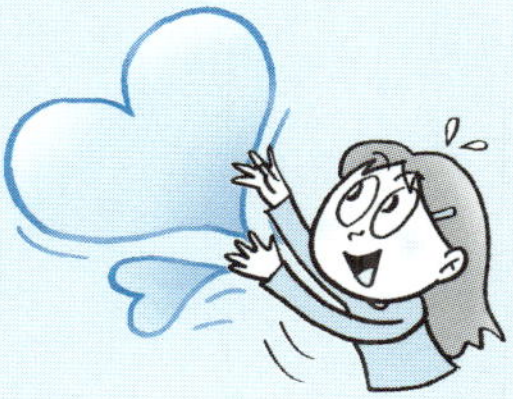

Dr. 宮尾のつぶやき…❷

# 子どもの無意識をポジティブに書き換える

不登校の子どもたちは無意識に支配されているといえます。

潜在意識が影響を与える無意識によって、人間の感情が影響を受けることがあります。これら無意識は子どもたちの行動にも影響を与えています。たとえば、過去にあったネガティブな出来事が子どもたちの意識の奥底（潜在意識）に刷り込まれ、その影響を受けた無意識が子どもの行動に現われるということです。過去の嫌なことが潜在意識に織り込まれ、その影響を受けた無意識によって、学校に行くという行動ができなくなるということです。

子どもたちが過去のネガティブな出来事を潜在意識に記憶し、その結果無意識が行動に影響を与えていても、実は潜在意識に対してポジティブな記憶を優先させることにより、無意識の書き換えは可能なのです。

無意識を意識するためには、瞑想すること。無意識が自分に伝えたいことを表わしている夢を思い出し夢日記をつけること。それから、最初に与えられた言葉に対して、思い浮かんだ言葉を次々に言っていく自由連想法を使って無意識を意識し、ポジティブな無意識に書き換えていくこと。医師やカウンセラーにそのような対応を相談することも一つの解決策になる場合もあるのです。

# 第3章

# 子どもが「学校に行きたくない」と言い始めたら

# 登校しぶりの〝前兆〟を見逃さないで

不登校にはいくつかの段階あり、学校に行きたがらなくなる状態はその第一段階にあると考えられます。

## 不登校になる前に何らかの前兆があらわれる

子どもからある日「学校に行きたくない」と言われたら、多くの親はドキッとするのではないでしょうか。特に発達障害のある子どもの場合、学校という枠組みの中で過ごすことで不安やストレスを抱えやすく、「このまま不登校になるのでは？」と不安になってしまいます。

不登校にはいくつかの段階があり、登校しぶりはその第一段階と考えられます。まだ学校には通っていますが、朝になると学校に行きたがらない、家で勉強や宿題をしなくなる、習いごとや部活を休みがちになる、先生や友だちに対するネガティブな発言が増えるなど、何らかの前兆があらわれます。

親からすればただ甘えているだけのように感じられるかもしれませんが、こうした前兆は子どもからのSOSであり、最初に見逃さないことが重要になってきます。

## 身体症状があらわれ始めると安定した登校が困難に

前兆に気づかないまま子どもを学校に送り出していると、次の段階として身体症状が出始める場合があります。たとえば、前の晩は元気だったのに朝暗い顔で起きてくる、登校時間が近づくと腹痛や下痢、吐き気、頭痛、微熱などの症状が出るといったものです。

発達障害のある子どもの場合、夜に眠れない、朝目が覚めても起き上がれない、食欲がないなどの症状が出たり、吃音やチックなどがあらわれるケースもあります。

こうした症状によって遅刻や早退、欠席などが増えていくと、安定した登校が難しくなっていきます。

POINT

**子どもの表情や体調、言葉や行動など、ちょっとした変化を見逃さないことが大切です。**

## 学校に行きづらくなる理由

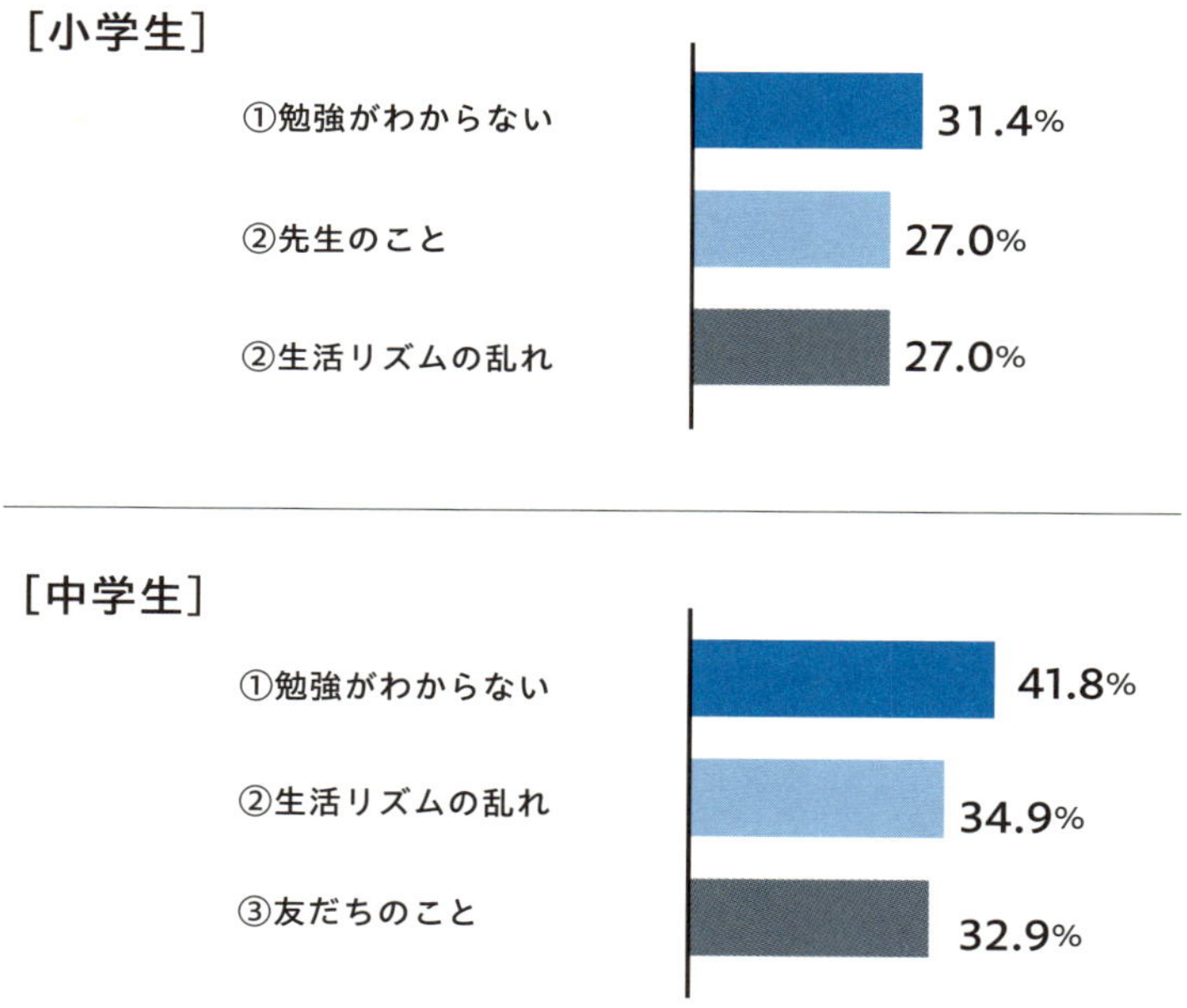


（資料：文部科学省「令和２年度不登校児童生徒の実態調査」より）

小・中学生ともに「勉強がわからない」が最も多く、「個別に勉強を教えてもらえると学校に戻りやすい」とも回答しています。

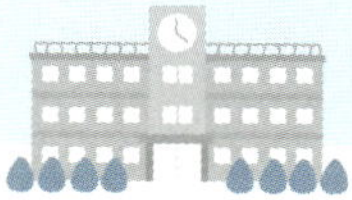

## 実際に休み始めるまでの期間

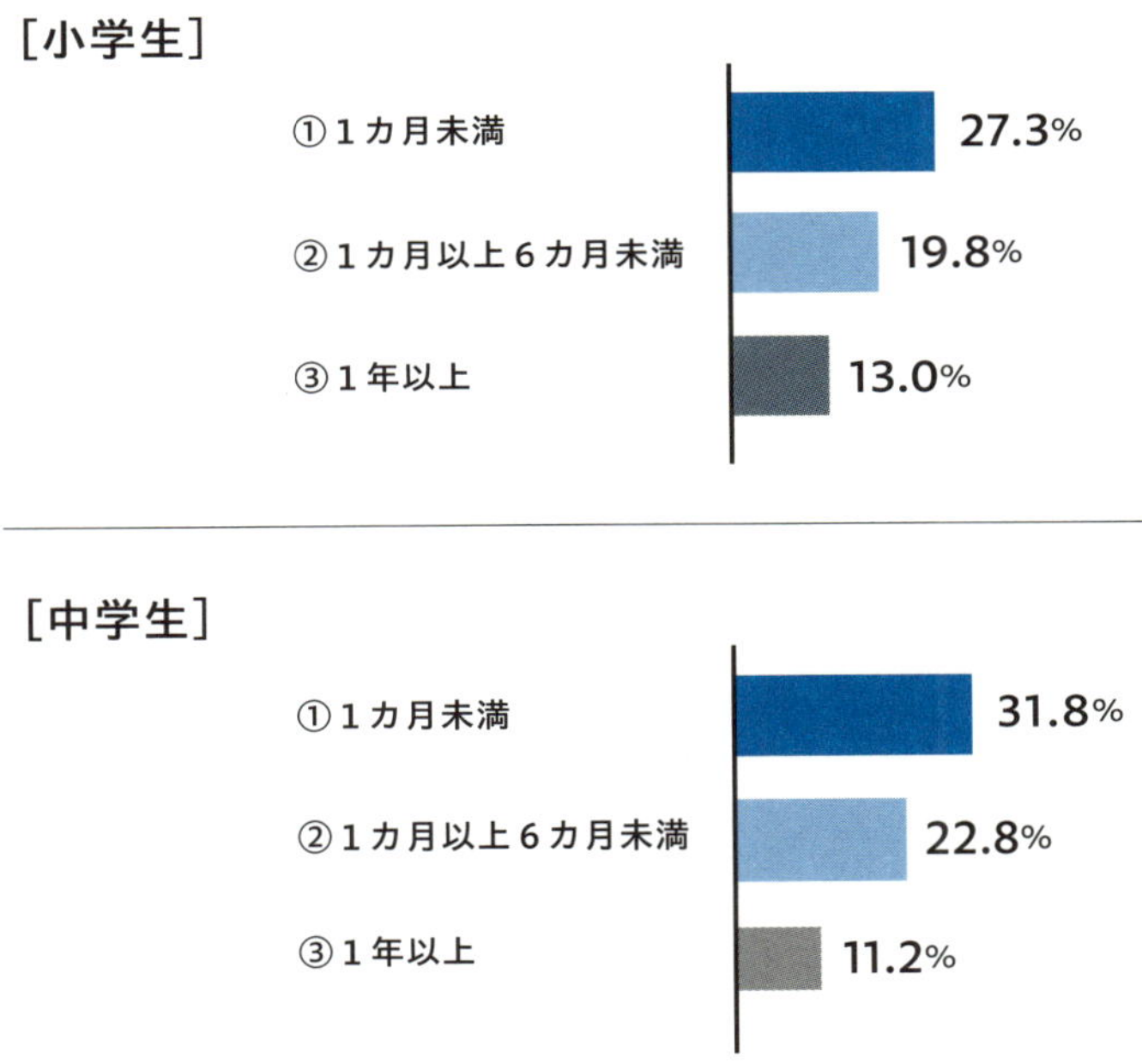


(資料：文部科学省「令和２年度不登校児童生徒の実態調査」より)

休みたいと感じ始めてから実際に休み始めるまでの期間は、小・中学生ともに１カ月未満が最も多く、約５割の子どもが６カ月未満で不登校になっています。

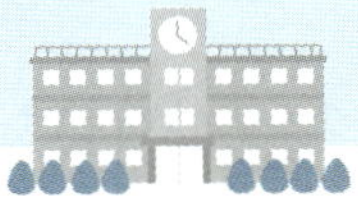

# 学校に行きたくない理由をあれこれ追及しない

発達障害がある子どもの場合、学校に行きたくない理由を親にうまく伝えられなかったり、理由がはっきりしないケースがあります。

## 登校しぶりの理由を詰問するのはNG

子どもが登校をしぶるようになったとき、子どもにその理由を問いたくなるものです。しかし、うまく説明できないこともあるでしょうし、親には話したくない子もいるでしょう。

特に発達障害のある子どもの場合は、学校のどんな部分をつらいと感じているのかを言語化できず、親にうまく伝えられないことも少なくありません。また、特性のために学校でさまざまな困難があり、子ども自身も理由が特定できない場合もあります。

特にASDの子どもはあいまいな言葉や表現を理解しづらいこともあり、親としてはつい

「どうして行きたくないの？」「友だちに何か嫌なことをされたの？」などと詰問口調で聞いてしまう場合があります。これでは学校に行くこともストレスだけれど、家にいてもくつろげない状況をつくってしまいかねません。

## 子どもを見守る姿勢を示す

このようなとき、まずは親が「話したくなったら聞くよ」という姿勢を示して、子どもがリラックスできる雰囲気をつくることが先決です。子どもの方から気持ちを打ち明けてくるまでは、できるだけそっと見守ってあげましょう。

家が安心できる場所であることで前向きな気持ちが芽生え、「明日は学校に行ってみようかな」と思うようになるかもしれません。

POINT

**親はできるだけそっと見守り、子どもが安心して話したくなるような雰囲気をつくろう。**

# 登校するかどうかは子ども自身に決めさせる

登校しぶりのある子どもに「学校に行く」約束をさせるのは、本人に過度のプレッシャーを与えてしまいます。

## 親が主導すると子どもはますます学校に行きづらくなる

親からすれば、「一度学校を休むと、このままずるずる休むようになるのでは?」と不安になるものです。その不安を打ち消そうと、「今日は休んでもいいけれど、明日は行こうね」などと交換条件を出して約束させる場合があります。

しかし、登校をしぶる子どもにとって、学校に行くことは本当にきついことなのです。それを親が主導するのは、子どもにさらなるプレッシャーを与える場合があります。実際に学校に行けなかったとき、子どもに「約束を破ってしまった」という失敗体験をさせることになり、親に対しても後ろめたさを感じる要因にもなりかねません。結果的に、ずるずると学校に行けなくなる可能性もあります。一方、なかには親との約束を守ろうと登校し始める子どももいます。ところが、親が「これでひと安心」と思った矢先、無理がたたってパタッと登校できなくなってしまうこともあります。

## 自分で選べることは安心感につながる

そうならないためには、学校に行くかどうかの選択を子ども自身にゆだねることが大切です。「自分で選べる」状況にあるのは、子どもにとって大きな安心材料です。それによって学校への拒否感がやわらぎ、結果として学校に行けるようになる場合もあります。それまでは期待をかけ過ぎず、子どもに寄り添ってあげましょう。

POINT

**親が主導せず、子どもの選択を尊重してあげよう。**

# 不登校でなくなるための現実的な選択肢を示す

学校に行くことだけにこだわると、親も子ども自身もつらい状況に追い込まれてしまいがちです。

## 学校に行くか行かないかの二択にしない

登校しぶりの見られる子どもに対して、今後どこに目標を設定したらいいのかは最も悩むところでしょう。

もちろん、親からすれば一日もはやく再び学校に行くことが目標と考えるかもしれませんが、そうなると朝が来るたびに「学校に行く」「学校に行かない」の二択を迫られることになってしまいます。すると、本当は学校に行かなければと思いながらも行けない子どもも、学校に行かせたいのにうまくいかない親も苦しくなってしまうでしょう。特に子どもはどんどんつらい状況に追い込まれてしまう可能性があります。

## 「それならできるかも」という選択肢を提示してみる

このような場合、目標を「学校に行く」ことに一点集中するのではなく、むしろさまざまな選択肢があることを子どもに示してあげましょう。

学校に行く必要性を丁寧に説明した上で、たとえば、必ずしも毎日行かなくてもいい、得意な授業だけを受けてもいい、教室でつらくなったときは保健室に行ってもいいなど、いろいろな方法があることを伝えて、登校に対するハードルを下げてあげます。

子どもが「それならできるかも」と感じられれば、心の負担も軽くなり、登校を前向きにとらえられるようになるかもしれません。

POINT

**学校に行くその先にさまざまな選択肢があることを伝えて、子どもの心の負担を軽減してあげよう。**

# 学校と連携する

登校しぶりのある子どもへの対応は、親と学校が連携して長期的サポートを行うことが大切です。

## 担任の先生に状況を相談してみる

登校しぶりが見られる子どもにどう対応していくかは、学校と連携しながら長期的な視点に立ってサポートを考えることが大切です。

そこで、必ず担任の先生に相談する機会をつくってもらいましょう。子どもの状況や家での様子を伝えるとともに、学校での様子を聞きます。意外に、家と学校では子どもの様子や態度が違うというケースがあり、そうした情報をすり合わせていくことで、子どもが学校に行きたがらない理由が見えてくることがあります。

そうして双方が情報を共有し、理解を深めていくことで子どもが抱えている困りごとに適切な対応を取りやすくなります。

## 登校しぶりにはスクールカウンセラーも対応

また、多くの学校にはスクールカウンセラーが配置されており、子どもの学校での人間関係や勉強への不安などさまざまな心の問題に対して、丁寧な対話を通じて学校生活を安心して送れるようにサポートしています。

登校しぶりや不登校への対応もスクールカウンセラーの役割で、親からの相談を受けて子どもへの接し方や支援方法を助言したり、家庭と学校がスムーズに連携できるように橋渡しをしてくれます。同時に学校の先生とも連携して、短時間登校や保健室での学習など具体的な通学プランを立て、子どもが無理なく学校に戻れるように配慮してくれます。

POINT

**先生やスクールカウンセラーと情報を共有し、子どもへの理解を深めれば適切なサポートができます。**

## どんなことがあれば学校を休まなかったか

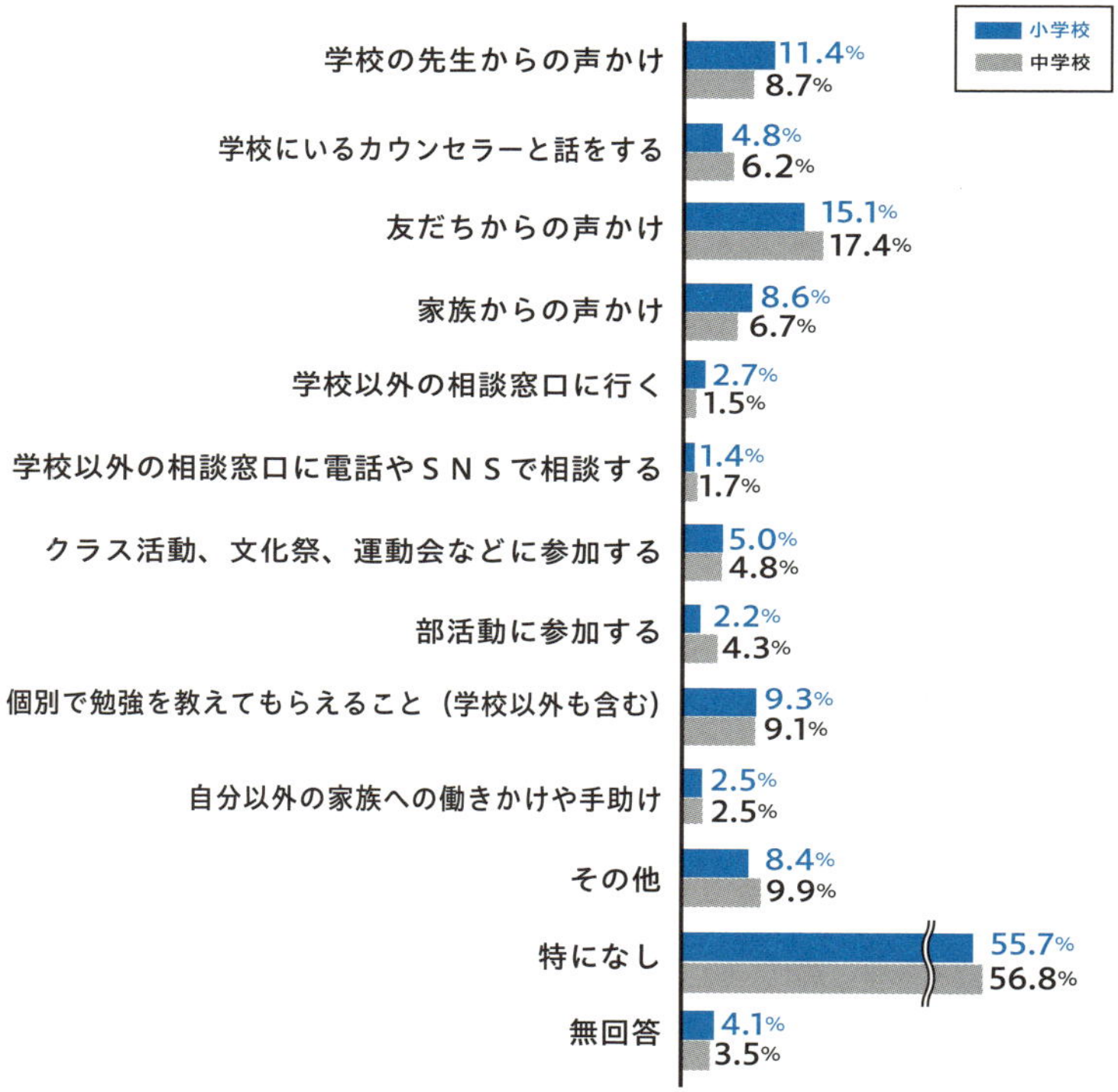


（資料：文部科学省「令和２年度 不登校児童生徒の実態調査」より）

「学校を休みたいと感じ始めてから実際に休み始めるまでの間に、どのようなことがあれば休まなかったと思うか」という設問に対して、「特にない」という回答が半数を超えている一方、友だちや先生からの声かけが不登校を思いとどまらせる大きな要素となっていることがわかります。

## 学校に戻りやすいと思う対応

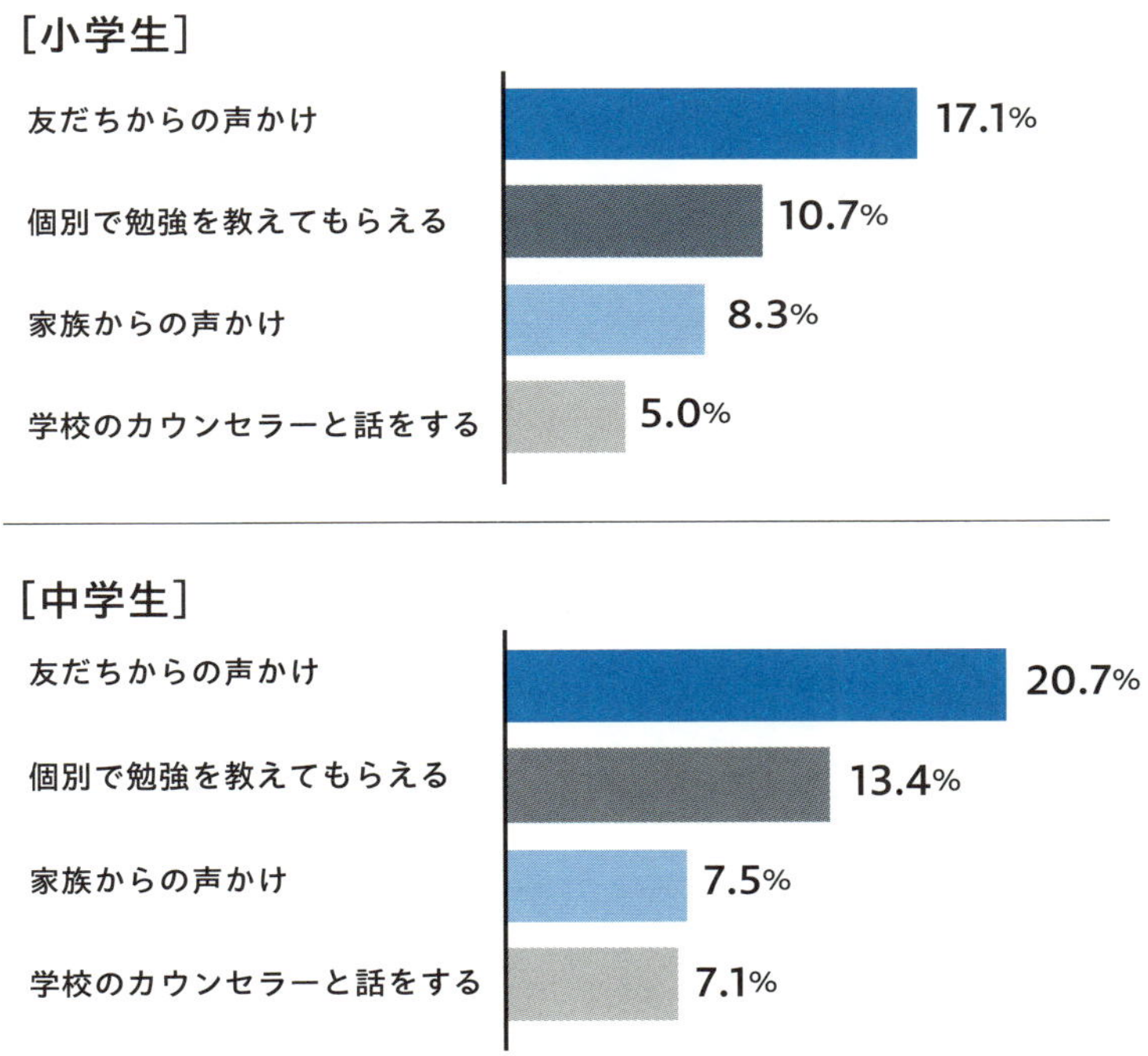


(資料：文部科学省「令和２年度 不登校児童生徒の実態調査」より)

学校に戻りやすいと思う対応の順位は小・中学校ともに同じだが、中学生は「友だちとの関わり」と「学習の習得」の割合がほかの答えと比べて高くなっていることが特徴です。

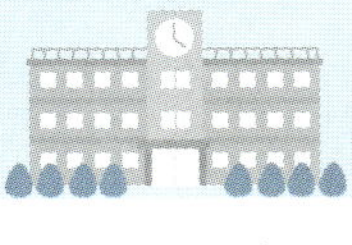

## 親は子どもにどう関わったか

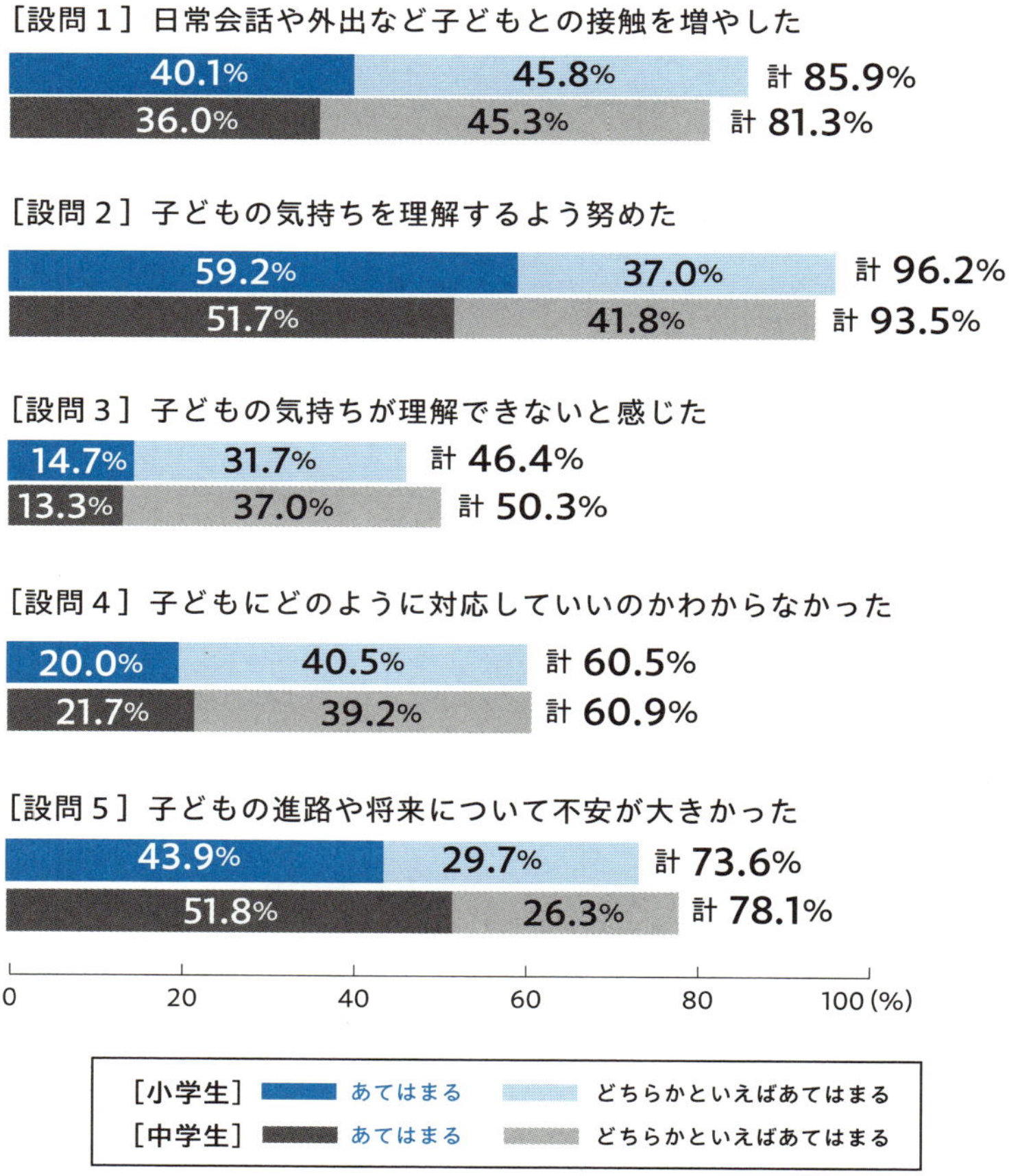


(資料：文部科学省「令和２年度 不登校児童生徒の実態調査」より)

小・中学校ともに、親は子どもの気持ちを理解しようと努力したものの、その約半数は理解できず、対応の仕方がわからない状態だったことがうかがわれます。

# 第4章

# 不登校の子どもへの具体的な働きかけと解決法

# 不登校の子どもはどんな気持ちでいるのか

不登校の子どもは、学校に行けない不安やおそれ、孤独感、罪悪感など、複雑な思いを抱えていることが多いものです。

## 期待し過ぎずに見守る

不登校になった子どもは、日々をどんな気持ちで過ごしているのでしょうか。子どもの気持ちがわからないと、親としてはどう対応したらいいのかわからずに戸惑ってしまうことも多いものです。

実は子ども自身も、複雑な気持ちを抱えて戸惑っている場合があります。たとえば、学校に行きたいけれど朝起きられない、勉強はしたいのに学校ではしたくない、友だちと仲良くしたいのに話が合わない、言いたいことがあるのにうまく伝えられないといった具合です。

しかも、理由は一つではなく、さまざまな要因が重なっていたり、時間とともに気持ちが変化することも少なくありません。

親はそれを理解しようとするよりもまず、子どもが学校に行けない事実を受け止め、子どもに寄り添って、期待し過ぎずに見守ってあげることが大切です。

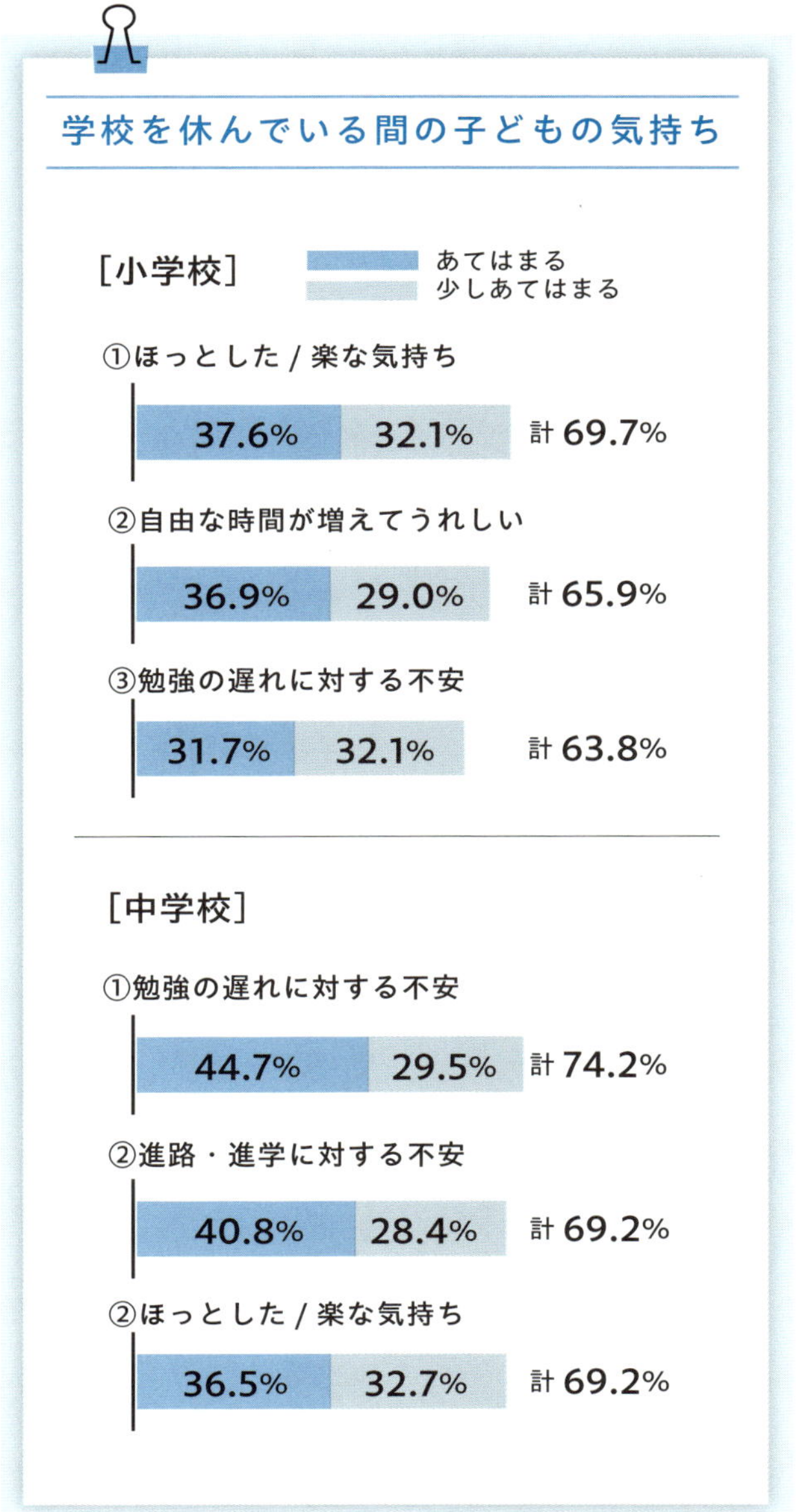


（資料：文部科学省「令和２年度 不登校児童生徒の実態調査」より）

# 不登校の子どもはどんな毎日を過ごしているのか

不登校の子どもは日中のほとんどの時間を、家で好きなことをしながら思い思いに過ごしています。

## インターネットやゲームをしている子どもが多い

学校を休んでいる間、子どもは心身ともに万全な状態ではなく、一日を家の中で過ごすケースがほとんどです。家での過ごし方で最も多いのは、小・中学生ともに「インターネット、ゲーム、動画視聴」「テレビ視聴」「趣味や遊び」の順となっています。また、意外に「家の手伝い」をしていることも特徴です。

一方、小学生では家で勉強をする子どもが全体の半数近くを占めていますが、中学生になるとその割合が下がり、SNSをして過ごす子どもが増えるところが違いといえます。

## 不登校の子どもの家での過ごし方

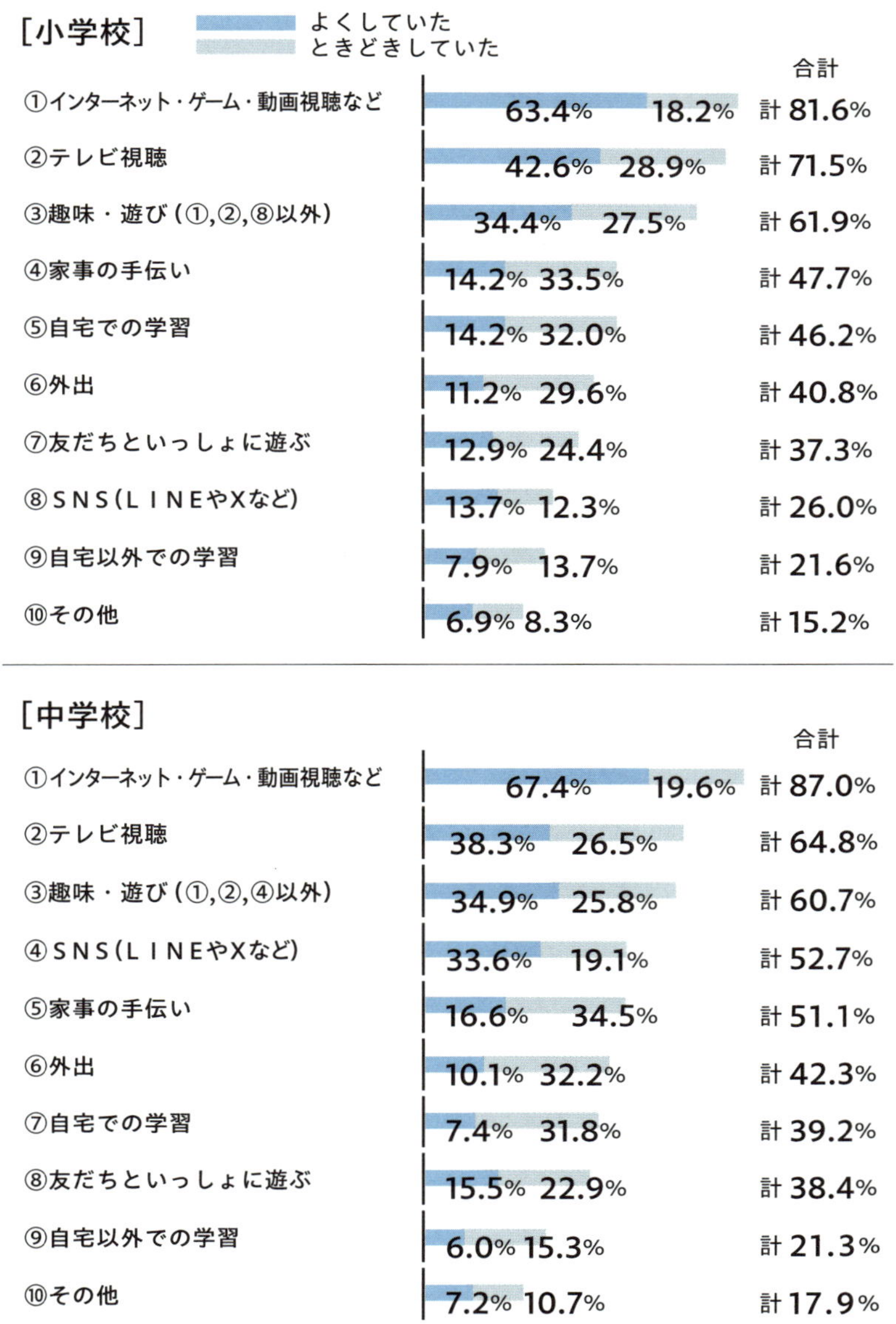
[小学校]
よくしていた
ときどきしていた
合計
①インターネット・ゲーム・動画視聴など 63.4% 18.2% 計 81.6%
②テレビ視聴 42.6% 28.9% 計 71.5%
③趣味・遊び（①,②,⑧以外） 34.4% 27.5% 計 61.9%
④家事の手伝い 14.2% 33.5% 計 47.7%
⑤自宅での学習 14.2% 32.0% 計 46.2%
⑥外出 11.2% 29.6% 計 40.8%
⑦友だちといっしょに遊ぶ 12.9% 24.4% 計 37.3%
⑧SNS（LINEやXなど） 13.7% 12.3% 計 26.0%
⑨自宅以外での学習 7.9% 13.7% 計 21.6%
⑩その他 6.9% 8.3% 計 15.2%
[中学校]
合計
①インターネット・ゲーム・動画視聴など 67.4% 19.6% 計 87.0%
②テレビ視聴 38.3% 26.5% 計 64.8%
③趣味・遊び（①,②,④以外） 34.9% 25.8% 計 60.7%
④SNS（LINEやXなど） 33.6% 19.1% 計 52.7%
⑤家事の手伝い 16.6% 34.5% 計 51.1%
⑥外出 10.1% 32.2% 計 42.3%
⑦自宅での学習 7.4% 31.8% 計 39.2%
⑧友だちといっしょに遊ぶ 15.5% 22.9% 計 38.4%
⑨自宅以外での学習 6.0% 15.3% 計 21.3%
⑩その他 7.2% 10.7% 計 17.9%

（資料：文部科学省「令和２年度 不登校児童生徒の実態調査」より）

CASE 1

# 子どもの生活リズムが昼夜逆転してしまった

昼夜逆転の生活が続くと、朝起きて学校に行くという生活に戻ることが難しくなるため、生活リズムを戻す工夫が必要です。

## 最低限のルールをつくって守らせる

学校に行くというルーティンがなくなると、朝、決まった時間に起きる必要がなくなるため、どうしても生活リズムは乱れやすくなります。不登校になり始めた頃は、子どもの心身の状態がよくないことも多いので、せめて朝はゆっくり寝かせてあげようと考えることもあります。しかし、不登校の子どもは日中にエネルギーをあまり使わないので、夜になっても眠気がなかなか訪れません。そこでゲームやネット動画視聴などを始めてしまうと、さらに目が冴えて眠れなくなるという悪循環に陥りやすくなります。気づけば朝方に寝て、午後にようやく起きてくるといった昼夜逆転の生活が定着してしまうのです。ただ、翌日に楽しい予定があるような場合は朝起きられるので、親からすれば単に怠けているだけのように見え、イライラしてしまうこともあるでしょう。

昼夜逆転の生活が長引くのは、成長期の子どもには望ましくありません。生活リズムを元に戻すには、最低限のルールを子どもといっしょにつくって取り組みましょう。たとえば、「夜10時以降はインターネットやゲームはやらない」と決めて、日付をまたがないうちに就寝を促します。子どもは嫌な顔をするでしょうが、「昼間ならやってもいい」という交換条件をつけます。また、ルールが守れたときのご褒美も用意するとよいでしょう。逆に、ルールを破ったときは、感情的にならず子どもが理解しやすいように冷静に具体的指示をすることが大切です。もし、インターネットやゲームで夜更かしをしなくても昼夜逆転が改善しない場合は、睡眠外来などの医療を含めた専門家に相談することも検討しましょう。

POINT

**最低限のルールを子どもといっしょにつくって取り組みましょう。ルールが守れたときのご褒美も忘れずに。**

CASE 2

# 家でどう勉強させたらいいかわからない

勉強についていけなくなって不登校になった子どもは、そもそも学習意欲を失っている場合があることを考慮する必要があります。

## 家で勉強を始めるにはエネルギーがいる

一般に「勉強についていけない」ことがきっかけで不登校になる子どもは少なくありません。ことＬＤがある場合、学習の習得に著しい困難が生じる場合があります。それによって子どもは自信を失い、学校生活に強いストレスを感じるようになって、学校に行けなくなるケースは多いものです。

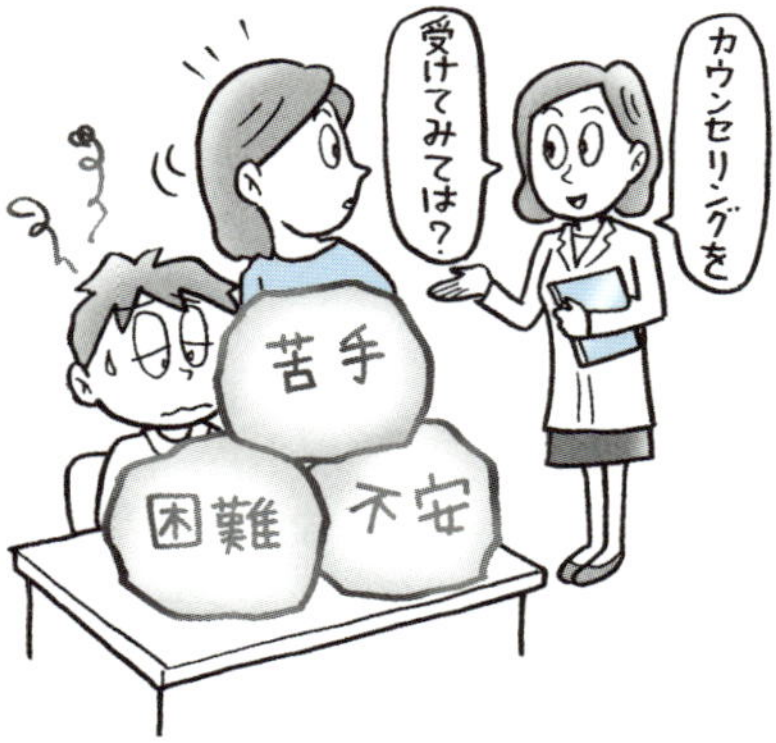
カウンセリングを
受けてみては？
苦手
困難
不安

不登校になった子どもが家でまったく勉強する様子が見られないと、親はつい不安になって、「少しは勉強したら？」と言ってしまいがちです。しかし、子どもが家で机に向かうには相当なエネルギーが必要です。また、ＬＤの子どもには特性を考慮した学習方法を見出したり、学習支援ツールを用意する必要もあります。

この場合は、学校の先生に学習のどのようなところを苦手としていたかを聞いたり、医師やスクールカウンセラーなどの専門家に適切な勉強の進め方を相談してみるといいでしょう。子どもがどんなことにつまずいていたのか、どの科目の何が苦手で、どの科目なら得意なのか、どんな学習教材や学習支援ツールを活用すると負担が軽減されるのか、どんな学習環境なら集中しやすいのかなどを見極めていきましょう。

また、特性のために〝できない〟ことで自信を失っているなら、カウンセリングを受けることも一つの方法です。それによって不安がやわらぎ、「やってみよう」という意欲につながることがあります。

POINT

子どもの苦手や得意、学習教材や学習支援ツールの必要性、勉強できる環境など、子どもに合った学習方法を見出すことが大切です。

CASE 3

# 一日中ゲームばかりでほかのことは何もしない

ほかにやりたいことがないというだけでなく、不登校による不安や孤独な時間を埋めるためにゲームをしていることも考えられます。

## 焦らずに子どもを見守る気持ちで取り組もう

不登校の子どもが一日中ゲームをして過ごすのはよくあることです。単に暇だから、ほかにやることがない、現実を忘れたい、学校に行けない不安や孤独を埋めたい、ゲームを通じてほかのだれかとつながりたいなど、子どもによって理由はさまざまです。

また、ADHDの子どもの場合は衝動性の特性により、「即時報酬」といってすぐに得られる報酬を好む傾向があるため、格闘ゲームなど短時間で結果や達成感が得られるゲームにのめり込みやすいといえます。そのためゲームを取り上げたり禁止したりしても、根本的な解決にはならないことが多いものです。

ゲームの時間を減らしたい場合、本人が「このへんでやめよう」と思うきっかけをつくることが大切です。

まずは一日のスケジュールを立てて、生活時間にメリハリをつけましょう。その中にゲームの時間も設けて、子どもにその時間内で「ここまでやり切る」という目標を設定させます。

さらに、ゲーム以外で子どもが興味を持てそうなことを模索してみましょう。たとえば、ゲーム関連のイベントや映画などに連れ出して、外の空気を吸うきっかけをつくるのもいいでしょう。そうする中で、子ども自身が別の何かに興味を示すかもしれません。

時間はかかるかもしれませんが、焦らずに子どもを見守る気持ちで取り組んでみましょう。それでも子どもに変化が起こらず、さらにのめり込んでしまうようなら、ゲーム依存の可能性もあるので、一度医師に相談してみるといいでしょう。

POINT

**ゲーム自体は禁止せず、ゲーム以外に子どもが興味を持てることをいっしょに模索してみましょう。**

CASE 4

# 子どもが家から出たがらない

学校でのからかいやいじめの経験から不登校になると、家から出たがらず、家族以外との交流を避ける場合があります。

## 子どもの気持ちに寄り添った応答を

一般的に、六カ月以上自宅にひきこもっている状態をひきこもりといいます。不登校の子どもが外に出ようとせず、家族以外との交流を持たないときは、その背景に強い不安やストレス、うつや対人恐怖などがある可能性があります。

発達障害のある子どもの場合、特に思春期の頃になると、特性のために同年代の仲良しグループに入れず孤立したり、からかいやいじめを受けることがあり、それがきっかけで不登校になるケースが少なくありません。からかいやいじめを受けたつらさから家族以外の人との交流を嫌がり、結果的に家にこもっている期間が長くなってひきこもりになってしまうことがあります。

親としてはそうなってしまうことが心配で、子どもがどんな気持ちでいるのか聞き出そうとしたり、自分の経験を話したり、何とか外に連れ出す口実をつくるなど、いろいろな働きかけを試みますが、逆効果になることが多いのです。

ここはまず見守る姿勢に徹しましょう。たとえば、声かけは子どもの調子がよさそうなときにし、悪そうだったらしない、「○○に行ってみようか？」と誘っても乗ってこないときは、「じゃあ、また今度にしようね」というように、子どもの気持ちに寄り添った応答を心がけましょう。

もし、五～六カ月など引きこもりが長期化したり、部屋から出てこないなど家族との接触も避けるようであれば、精神科クリニックなどへの相談も検討してみましょう。

POINT

**声かけは子どもの調子がよさそうなときに。否定やアドバイスではなく、気持ちに寄り添った応答を心がけましょう。**

CASE 5

# 学校には行けないが友だちとは遊びに出かける

釈然としない状況ですが、外に出かけて友だちとは遊べる程度にはエネルギーが蓄えられているともいえます。

## 子どもは決して甘えているわけではない

不登校の子どもの中には、「学校には行けないが、友だちとは遊びに出かける」というケースがあります。親からすれば、遊ぶ元気がある子どもの不登校を、ただの甘えのように感じてしまうかもしれません。なかには周囲から変な目で見られないように、学校が終わる時間になるまで子どもを遊びに行かせないようにしているケースもあります。

しかし、子どもは決して甘えているわけではありません。友だちと遊びに行ける元気はあっても、学校には行けない理由があるのです。勉強についていけない、担任の先生が苦手、長期休み明けの環境変化にうまく対応できないなど、さまざまな要因から学校がつらい場所になっている場合があり、友だちと遊ぶことで気分転換をしているのかもしれません。それを頭ごなしに叱ったり、外出を禁止したりすると、子どもは殻に閉じこもってしまう可能性もあります。

ここは頭を切り替えてみましょう。家にずっとひきこもっているより、一日中ゲームをして過ごすより、外で体を動かした方が健康的です。

一方、この状態が単に数日の欠席でなくなったときは注意が必要です。一見元気そうなので「そろそろ登校できるのでは？」と考えますが、実は本人の情緒が安定していなかったり、学校への不適応で登校できないケースもあります。子どもの性格や不登校のきっかけによっても異なるので、先生や専門家に相談するなど慎重に対応しましょう。

POINT

**まずは、家にひきこもっているより、外で遊べるくらいの方が健康的だととらえ、子どもの行動を受け入れましょう。**

CASE 6

# 親に反抗的な態度をとる

不登校の子どもは自分の苦しい胸の内をうまく伝えられず、代わりに暴言や反抗的な態度を取ってしまう場合があります。

## 子どもが受け取りやすい形で親の気持ちを表現する

思春期の頃の子どもが、心身のアンバランスさから怒りっぽくなったり、親に口ごたえするようになることはよくあります。

まして、発達障害のある子どもは特性のためにさまざまな失敗や問題を起こし、自信が持てず自己肯定感も低いことが多いものです。そのため二次障害としてつねにイライラしていたり、怒りっぽくなることがあります。

子ども自身、そんな態度をとってしまう自分を不甲斐なく感じながらも、衝動が抑えられなくなっていることも多いのです。

このようなときは、親は声を荒らげたりせずに「そういうことをされると悲しい」と伝えてみましょう。子どもが受け取りやすい形で、親の気持ちを表現するようにします。また、少しでもよいところがあれば、ほめてあげてください。

一方、「ダメなことはダメ」と伝えることも必要です。親がよいことと悪いことの正しい判断軸を示すことで「自分のことをちゃんと見てくれている」と感じ、子どもは親を信頼するようになります。

もし、子どもが物を壊したり、暴力をふるうようになった場合は、それを許すとエスカレートする可能性があります。次にもしそうなったときには「警察を呼ぶ」と予告しておくなど、毅然とした態度で対応することが重要です。

POINT

**毅然とした態度でダメなことはダメと言い、よいところはほめる。善し悪しの判断軸を示してあげましょう。**

CASE 7

# 家にいる間、運動をさせた方がいい？

気持ちよく体を動かすと前向きな気持ちになって、不登校時の不安定な精神状態の改善につながりやすくなります。

## 少しずつ無理のない範囲で体を動かす方法を考える

不登校の子どもは家から出る機会が少ないため、どうしても運動不足になりがちです。発達障害のある子どもは、特性のために運動が得意ではない場合が少なくありませんが、体を動かさない状態が続くことで気分の落ち込みを招く場合があります。

その理由は、運動したり日光を浴びると分泌されるセロトニンが、家にこもっているだけだと低下してしまうためです。セロトニンは幸せホルモンとも呼ばれ、前向きな気持ちや幸福感を感じさせてくれる働きがあるので、その分泌量が低下するとさらに意欲が低下して、憂うつな日々を過ごすことになりかねません。

そこでまずは少しずつ、無理のない範囲でセロトニンの分泌を促す機会をつくってみましょう。たとえば、朝起きたらカーテンを開けることをルーティンにさせたり、洗濯物を干す手伝いをさせたりして、意識的に日光を浴びてもらうようにします。

少しは外出できるようなら、いっしょに買い物に行ったり、犬の散歩を任せてみるという手もあります。運動が嫌いでなければ家族でスポーツ対戦系のゲームをすると、勝ち負けがかかってくるので盛り上がるかもしれません。できればそれを日課にして、子どもに「やった」「できた」という達成感を味わわせてあげるのが継続のポイントです。

生活の中に運動を取り入れると、適度に疲れて睡眠の質もよくなり、生活リズムが整いやすくなります。気持ちも前向きになってくるので、それが学校復帰の第一歩につながる場合もあります。

POINT

**適切な運動はメンタルを上げ、良質な睡眠をもたらします。ぜひ子どもと一緒に行ってみてください。**

CASE 8

# 不登校の子どもに習いごとは効果的？

不登校時の子どもの習いごとは、うまくはまれば自信をつけたり、やる気を出させるきっかけになります。

## 子どもの意思を尊重しながら習いごとを選ぶ

不登校の間、家で何をするでもない子どもの様子を見て、習いごとを検討するケースはよくあります。とはいえ、そこで何かトラブルでもあったら逆効果になるのでは？と二の足を踏むこともあるでしょう。

実は、習いごとがもたらすプラスの影響は決して小さくありません。特に、特性のある子どもの場合、できること

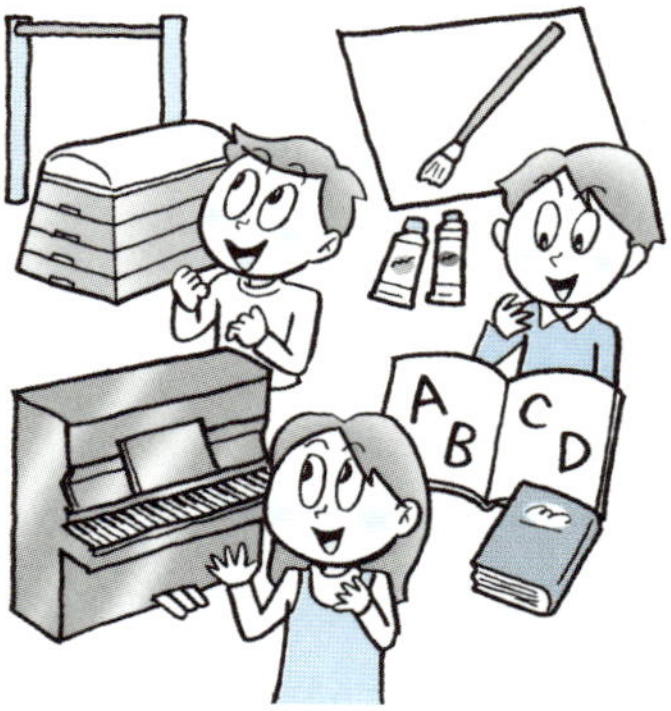

や向いていることが限られている分、うまくはまると夢中になって取り組んだり、ときには思わぬ才能を見出すきっかけになることもあります。

習いごとを見つける際のポイントは、子どもが興味を持ちそうなこと、集団ではなく一人で行うもの、ルールに縛られず自由度が高いもの、集中できそうなものを選ぶことです。たとえば、音楽が好きならピアノなどの楽器を試すのもいいですし、記憶力に長けているならそろばんや英会話教室などもいいでしょう。じっとしていることが苦手なら体操教室、集中力がある子なら絵画や習字などをやらせてみると思わぬ才能を見出すことになるかもしれません。子どもの意思を尊重しながらまずは体験させてみて、本人が楽しそうに取り組んでいるようなら、様子を見ながら子どものペースで続けさせてみるといいでしょう。もし、本人が嫌がったり、途中で興味を失ってしまったら無理強いをしないことも大切です。

習いごとをきっかけに子どもが自信を持てるようになれば、それが学校復帰の足がかりになる可能性もあります。

## POINT

**子どもの意思を尊重し、本人の特性や興味・関心を考慮しながら、合いそうな習いごとを体験させてみましょう。**

CASE 9

# うつ気味の子どもが部屋にこもりがちに

うつとひきこもりには密接な関係があり、発達障害のある子どもはそのリスクが高いといえます。

## 引きこもっていることでうつが悪化する場合も

うつとひきこもりには密接な関わりがあります。

発達障害、特にASDの子どもは社会性の欠如やコミュニケーションが苦手なことから対人関係がうまくいかず、ストレスがたまって気分が落ち込み、不安障害やうつに陥ることがあります。それが原因で不登校になった場合、人との接点を避けようとして家からまったく出ようとせず、なかには自分の部屋にひきこもってしまうケースもあります。

また、もともとうつではなくても、不登校になって家にひきこもるようになったことで、

POINT

**家族だけであれこれ悩まず、医療機関や専門の支援機関などに相談し、適切なアプローチの仕方を教えてもらいましょう。**

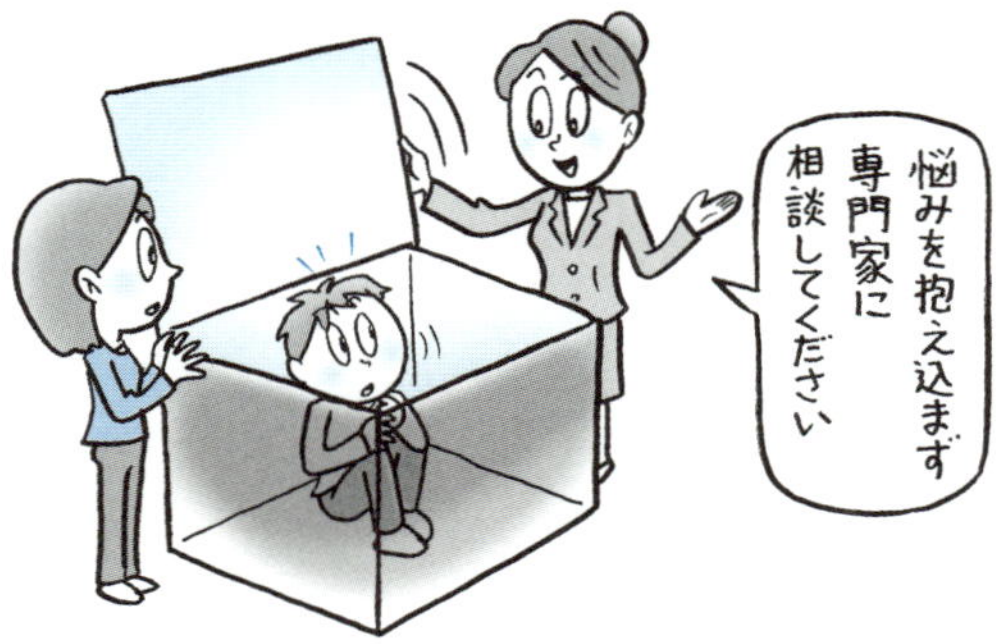
悩みを抱え込まず専門家に相談してください

うつの症状が出始める場合もあります。ひきこもりの子どもをサポートしている家族も、うつの発症率が高いというデータもあります。

いずれにせよ、子どもが部屋にこもりがちという状態が長引くほど、うつの改善にはよくありません。まずは家族だけで解決しようと悩まず、医療機関やひきこもりを専門的に支援する機関などに相談してみましょう。発達障害の知見を加味して、子どもに合った適切なアプローチを指導してもらうことができます。それにより家族の不安や悩みをやわらげる効果も期待できます。

専門機関の支援と並行して、家の中の環境も今一度見直してみましょう。子どもがリラックスできる環境を整えてあげると、部屋から出て家族と過ごす時間が増えていくかもしれません。

CASE 10

# 子どもの不登校で家族関係がギクシャク

子どもの不登校によって家族関係が悪化しているようなとき、問題を改善・解決するための手立てとして「家族療法」があります。

## 家族関係の見直しや改善のための有効な選択肢

子どもの不登校をきっかけに家族関係を見直したり、改善を目指す手立てとして専門家による「家族療法」があります。これは家族全体をケアの対象とする治療法の一つです。発達障害に特化はしていませんが、発達障害のある子どもに何らかの問題が発生した場合にも、それを「家族全体の対処すべき問題」ととらえて、家族システムの機能を高めることで改善を図っていくことができます。

実際に子どもが不登校になると、家族にも何らかの影響が及んで関係が悪化してくる場合があります。家族がギクシャクした状態は、不登校の子どもにとって安らげる環境とはいえません。家族関係をよくするためにも、家族療法を検討してみるのもいいでしょう。

家族療法は、基本的に有資格者と面談形式で行われます。相談者は医師や臨床心理士の質問に答えたり、家族にまつわる悩みや困りごとを話します。この対話を通じて、家族の問題を客観的にとらえられるようになり、対処の糸口を見出していきます。

面談の形式はおもに一対一と集団の二種類があります。集団の面談は、親子、夫婦、家族全員など複数で相談するものですが、不登校になっている子どもがそこにいれば、家族との関係性や問題が医師や臨床心理士に、より伝わりやすくなります。

家族療法は、精神科や心療内科などの医療機関、大学病院付属の心理臨床センター、民間の心理カウンセリングルームなどで受けることができます。

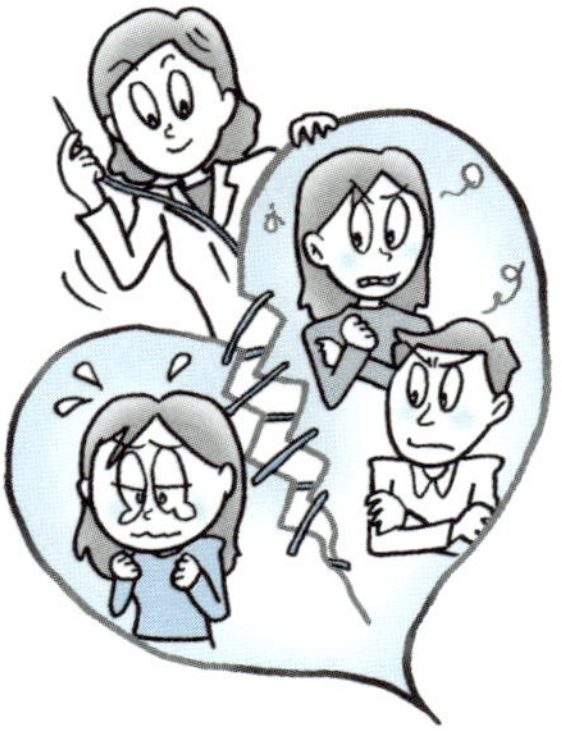

POINT

子どもの不登校をきっかけに、カウンセリングなどを受けることは、子どもにとってプラスとなります。

Dr. 宮尾のつぶやき…③

# 子どもの不登校に父親ができる役割

以前は「子どもの教育は母親の務め」と考えるお父さんがけっこういたものです。さすがに最近では少なくなってきましたが、発達障害のある子どもとどう接したらいいかわからず、結果的に子どものことを妻に任せて仕事に〝逃げて〟しまう人もいます。

そんなとき子どもが不登校になると、子どもの気持ちが理解できず、「とにかく学校に行け」と言ったり、子どもがそれに反抗すると嫌気がさして「こうなったのはお前の育て方のせいだ」と妻を責めたりして、家族関係を悪化させる場合があります。

しかし、父親だからこそできる役割があります。子どもにとって、母親は愛情や共感などで精神的な安定を与えてくれる存在であるのに対し、父親は社会に出ていくための力や勇気を与えてくれる存在というようにとらえています。

父親がその役割を果たすには、まず子どもから「お父さんは自分を受け入れてくれている」と思われることが必要です。その確認ができると、家にこもりがちだった子どもでも、父親が誘えばスポーツ観戦や釣りなどについてくるようになり、徐々に社会との接点を持てるようになっていきます。

# 第5章

# 発達障害って何でしょう？

# 発達障害は、一つの「個性」

発達障害は、生まれつきに脳に何らかの問題があることで起こる不適応な状態を指します。

## 本人が困っていなければ発達障害ではない

発達障害とは何でしょうか——。

近年、発達障害が広く知られるようになってきました。発達障害が起こる原因やメカニズムはいまだ解明されていませんが、生まれつき脳の機能に何らかの不具合があり、成長の過程でさまざまな症状や特性があらわれ、不適応な状態になることがわかっています。

また、精神的な症状ではなく、認知（理解や行動）に問題があって、日常生活や学習面にさまざまな問題が生じることが明らかになっています。したがって、親の育て方やしつけ、本人の性格に原因があるわけではありません。

そうしたことから、ある種の特性（偏りやゆがみ）があっても、本人が社会にうまく適応し、日常生活を送る上で特に困りごとがなければ、発達障害があるとはみなされません。

## 発達障害の特性そのものは治らない

発達障害は生まれつきの脳機能の問題なので、切り傷や風邪のように治ることはありません。発達障害の基本的な特性も変わることはありません。

そう聞くとガッカリするかもしれませんが、実はだれでも多かれ少なかれある種の傾向を持っているものです。人付き合いが苦手だったり、自分の思ったことをうまく話せなかったり、好き嫌いがはっきりしていたり……。このような傾向が、発達障害に関しては脳の機能の問題によって起こっているのです。

そこでまずは、発達障害がどのような状態かを理解し、特性のある子どもがどのような発達の過程をたどるのかを把握しておくことが大切です。その上で障害を一つの「個性」ととらえ、成長の過程に応じた適切なサポートを行うことが重要です。

# 発達障害は、おもに三つの種類がある

発達障害は、生まれつき脳機能に何らかの問題がある状態の総称で、おもに三つの種類があります。

## 特性のあらわれ方は人それぞれ

発達障害にはいくつかの分類方法がありますが、大きく「ASD（自閉症スペクトラム障害）」「ADHD（注意欠如・多動性障害）」「LD（学習障害）」の三つに分けられます。

発達障害のあらわれ方は人それぞれで、ASDの特性が単独であらわれる場合もあれば、ASDとADHD、ADHDとLDのように複数の特性が併存している場合もあります。また、特性のあらわれ方にも濃淡があります。

## 三つ以外に発達障害に含まれるものもある

ＡＳＤの典型的な特性として、「社会的なやりとりの障害」「コミュニケーションの障害」「こだわり行動」の三つがあり、「三つ組みの特性」ともいわれています。具体的に、社会的な対人関係を築くのが難しい、他人とコミュニケーションがとりにくい、活動や興味の範囲が狭く、こだわりが強いことなどがあげられます。

ＡＤＨＤによく見られるのは、「不注意」「多動性」「衝動性」というおもに行動面における特性です。落ち着きがない、よく考えずに行動する、よく物をなくす、集中力が続かない、一つのことに集中するとほかに注意が向けられない、時間が守れないなど多岐にわたります。

ＬＤは、知能全般は正常であるものの、知的能力が〝部分的に〟遅れている状態をいいます。そのため小学校入学後、授業についていくのが難しくなることで特性に気づくケースが多く、学習の習得に時間がかかります。

最近ではこれらのほかに、手足や体の動きをコントロールする〝協調〟の機能に問題がある「発達性協調運動症（ＤＣＤ）」や、突発的で不規則な体の動きや発声を繰り返す「チック症」や「吃音」なども発達障害の概念に含めることもあります。

# ASDは、対人コミュニケーションとこだわりの障害

ASDには、基本的な三つの特性が見られます。ただし、知的な遅れや言葉の遅れがない場合もあります。

## ASDの基本的な特性

ASDは、かつて「自閉症」「自閉性障害」「広汎性発達障害」「アスペルガー症候群」など、さまざまな名称が用いられていました。現在では、これらの特性は一つの連続体（スペクトラム）であるととらえるようになり、「ASD＝自閉症スペクトラム障害」の名称が広く用いられています。

ASDの基本的な特性として、「社会的なやりとりの障害」「コミュニケーションの障害」「こだわり行動」があげられ、これらを「三つ組みの特性」と呼んでいます。

社会的なやりとりの障害とは対人関係が苦手ということです。相手の表情やしぐさ、言葉のニュアンスなどを読み取ることができないので臨機応変な対応ができず、いわゆる〝場の空気が読めない〟態度や行動をとってしまいます。

コミュニケーションの障害は、言葉を使って相手に何かを伝えるのが苦手であったり、言葉を額面通りに受け取ってしまうため、冗談が通じないといった状況を指します。

こだわり行動は、さまざまな行動に〝こだわりの強さ〟があらわれます。たとえば、電車に興味が向くと、電車の名前だけでなく、型式や特徴まですべて暗記したり、電車のミニチュアをたくさん集めたりします。自分が決めたルールや手順に沿った行動をとるため、通学路の道順が決まっていたり、朝食や夕食を時報とともに食べ始めたり、毎日お気に入りの同じ服を着たがったりするなど、独特のこだわりを見せます。これらは不安や緊張と関連した行動と考えられています。

こうした特性から、予測不能なことが起こり急に予定が変わる、興味のないことを強要される、自分の好きなこと（こだわり）を否定されるといったことが起こると、感情や行動の調整がうまくできなくなって、かんしゃくを起こしたり、泣き出したり、破壊行動に出るなどパニック状態に陥る場合があります。

ASDの基本的な三つの特性

## 1.人との関わりが苦手
### (社会的なやりとりの障害)

- 人と目を合わせない
- 名前を呼ばれても反応しない
- 相手や状況に合わせた行動をとるのが苦手
- 自己主張が強く一方的な行動が目立つ
- 集団での活動や遊びが苦手

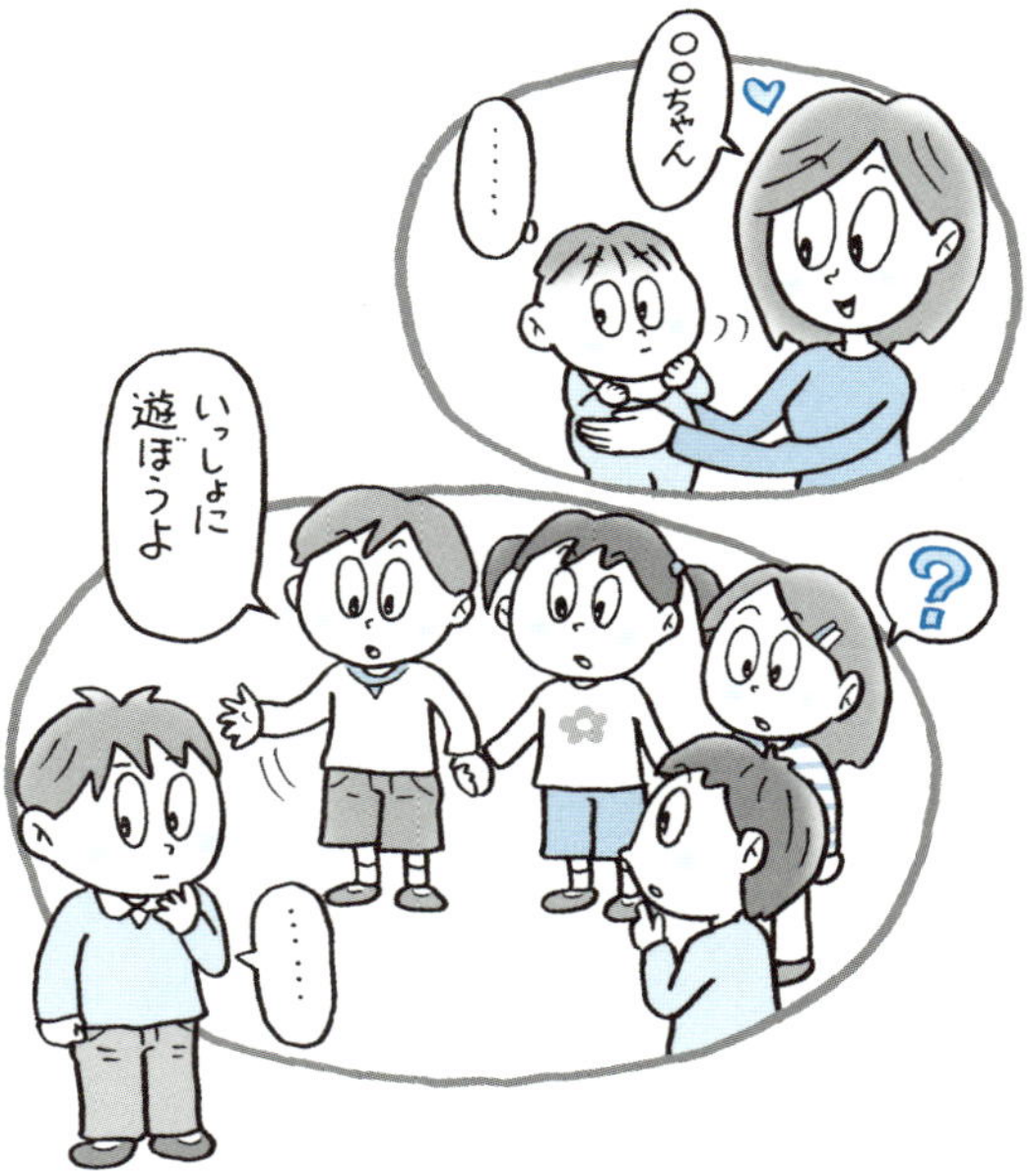

## 2.コミュニケーションがうまくとれない（コミュニケーションの障害）

- 言葉で相手に物事を伝えるのが苦手
- 言われたことを表面的に受け取りやすい
- 相手の表情やしぐさから気持ちを読み取れない
- あいまいな表現を理解できない
- たとえ話や冗談が通じない

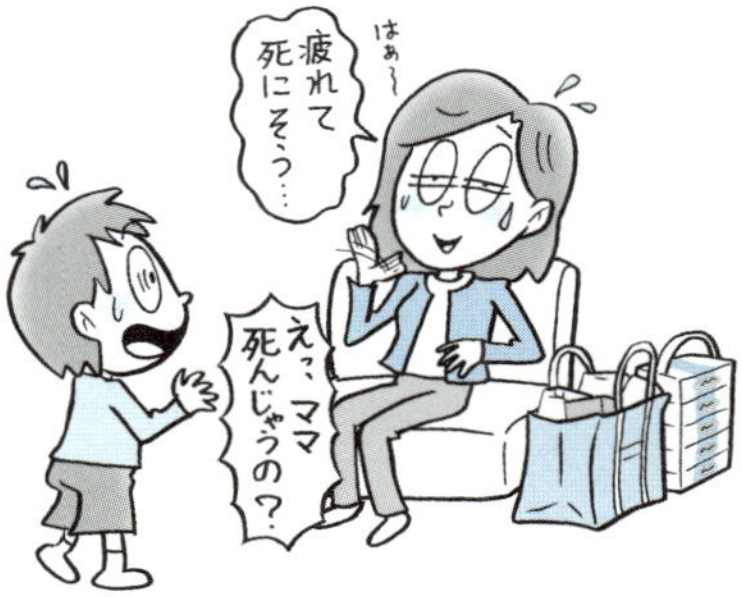
疲れて死にそう…
はぁ～
えっ、ママ死んじゃうの？

## 3.こだわりが強い（こだわり行動）

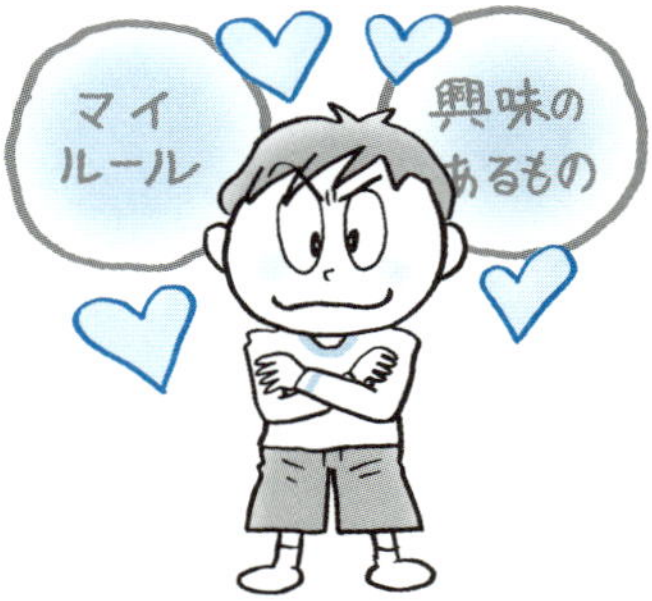
マイルール
興味のあるもの

- 特定のものに興味を持ち、固執する
- 興味のないものには見向きもしない
- 自分が決めたルールや手順に沿った行動をする
- 偏食（好きなものしか食べない）
- パニックを起こしやすい

# ＡＤＨＤは、注意集中と行動制御の機能の偏り

ＡＤＨＤ（注意欠如・多動性障害）は、おもに行動面に特性があらわれます。また、ほかの発達障害と併存することが少なくありません。

## ＡＤＨＤの基本的な特性

ＡＤＨＤは、「不注意」「多動性（落ち着きがない）」「衝動性（よく考えずに行動する）」というおもに行動面における三つの特性があります。

アメリカ精神医学会による診断基準（ＤＳＭ）では、「知能発達に大きな遅れはなく、環境によるものが原因ではないにもかかわらず、多動性、衝動性があり、注意が集中できない状態」と定義されています。

三つの特性のうち不注意が強くあらわれるタイプの子どもは、忘れ物が多い、物をよくな

くす、集中することが苦手で飽きっぽいなどの特徴があります。その一方で、興味のあることや好きなことには周囲の声がまったく耳に入らないほど集中して取り組むようなところもあります。

多動性や衝動性が強くあらわれるタイプの子どもは、じっとしていることが苦手なので、つねに動いているように見えます。たとえば、授業中に席を離れてウロウロ歩き回ったり、席についていても手足を動かしていたりと落ち着きがありません。また、感情や欲求のコントロールがうまくいかないケースでは、授業中に指名された子よりも先に答えてしまう、隣や前に座る子にちょっかいを出す、順番を守れないといった行動に出る場合があります。

また、三つの特性がすべてあらわれる子どももいます。

こうした特性の多くは、幼児期の子どもに見られる特徴と区別が難しいため、就学以降に診断されるケースが多いといわれています。また、ほかの発達障害と併存していることも少なくありません。ただし、特性に早い段階で気づいて療育（発達支援）を行ったり、薬による治療を行うことで、特性自体はなくなりませんが、年齢とともに特性からくる行動がおさまってくることがあります。

## ADHDの基本的な三つの特性

### 不注意

- 集中力がない
- 物をよくなくす
- 細かいことに気がつかない
- 忘れ物が多い
- 飽きっぽい

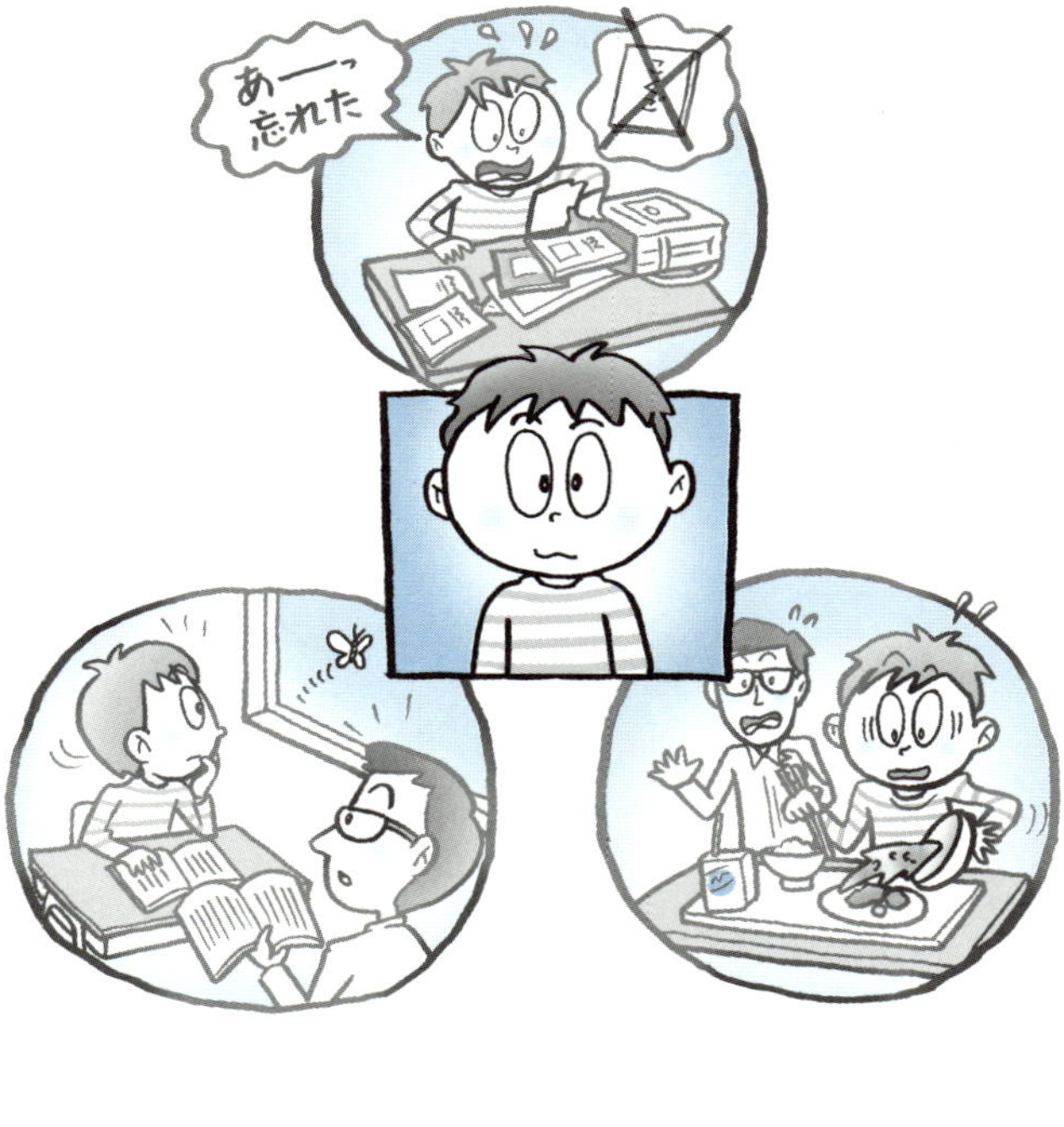

## 多動性

- じっとしていられない
- 授業中に席を離れてウロウロする
- 静かに遊んだり、読書をしたりすることが苦手
- 手や足をいつもいじっている
- 授業中でも物音をたてたりする

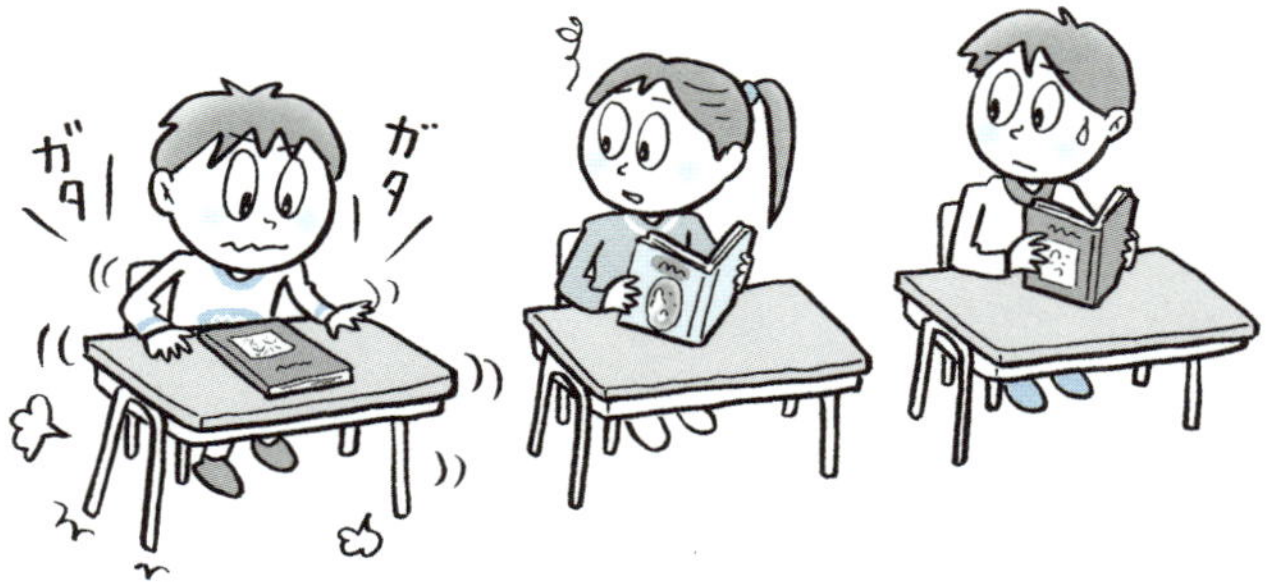
ガタ
ガタ

## 衝動性

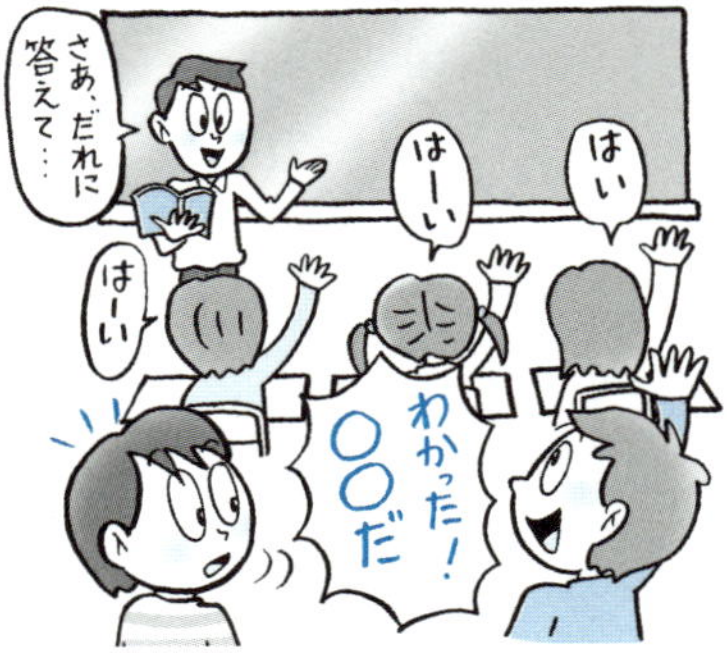
さあ、だれに答えて…
はーい
はい
はーい
わかった！〇〇だ

- 順番を待てない
- 列に割り込む
- 先生からあてられる前に答える
- ほかの子にちょっかいを出す

# ＬＤは、特定の学習に大きな困難がある

ＬＤは、「聞く」「話す」「読む」「書く」「計算する」「推論する」といった脳の認知機能のいずれかに不具合が生じた状態をいいます。

## 六つの学習能力のいずれかに障害がある

ＬＤは「Learning Disorder」の略で、日本では「学習障害」と訳されます。現在では、限局性学習障害（ＳＬＤ）といわれる場合もあります。

基本的な特性は、知的発達に遅れはありませんが、「聞く」「話す」「読む」「書く」「計算する」「推論する」という六つの能力のうち、一つ以上の習得や使用に障害があることです。

また、特性は同じようにあらわれるのではなく、人それぞれに異なり、ほかの発達障害と併存している場合も少なくありません。

# LDのおもな特性

## 「聞く」ことの障害

- 会話が理解できない
- 文章の聞き取りができない
- 書き取りが苦手
- 単語や言葉の聞き誤りが多い
- 長い話を理解するのが苦手
- 長い話に集中できない
- 言葉の復唱ができない

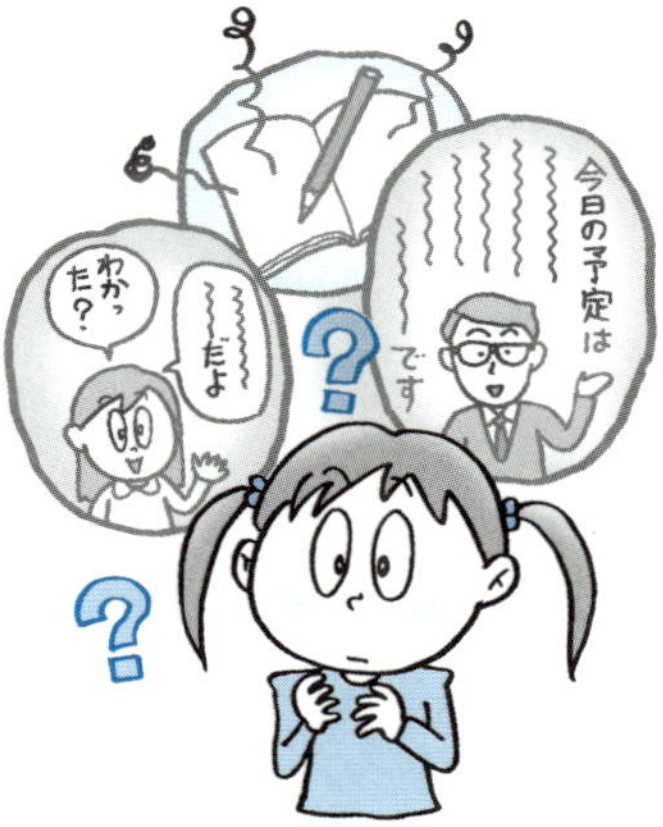
今日の予定は
です
わかった？
だよ

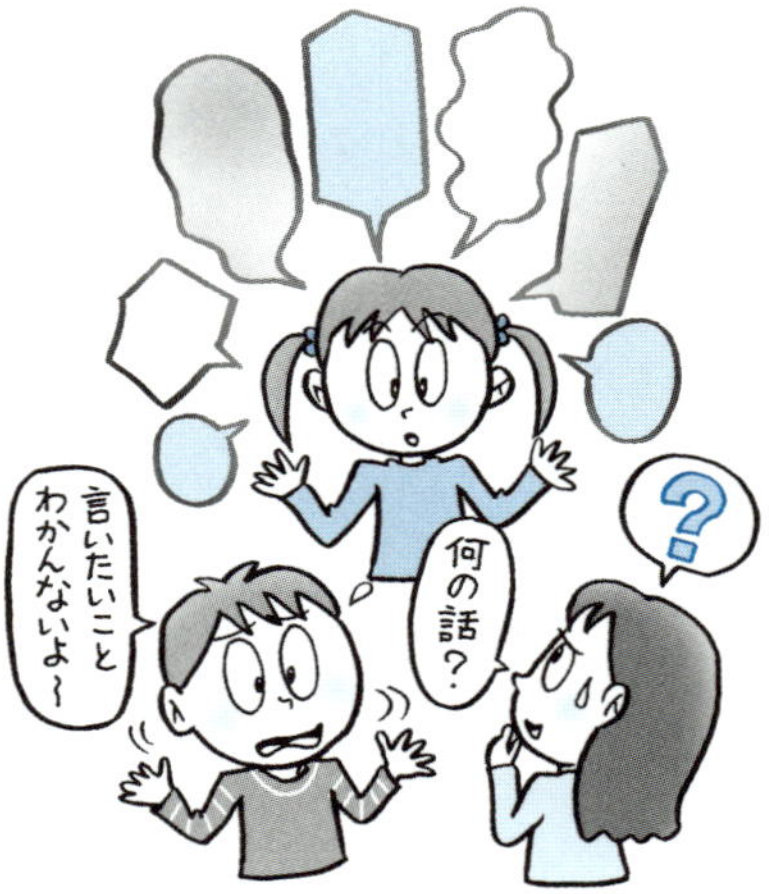
言いたいことわかんないよ〜
何の話？

## 「話す」ことの障害

- 筋道を立てて話すことが苦手
- 文章として話すことが苦手
- 会話に余分なことが入ってしまう
- 同じ内容を違う言い回しで話せない
- 話が回りくどく、結論までいかない

## 「読む」ことの障害

- 文字を発音できない
- 間違った発音をする
- 促音（小さな「つ」）や拗音（小さな「や」「ゆ」「よ」）を発音できない
- 単語を読み誤る（たとえば「つくえ」を「つえく」と読んでしまうなど）
- 文字や単語を抜かして読む
- 読むのが遅い
- 文章の音読はできるが、意味が理解できない

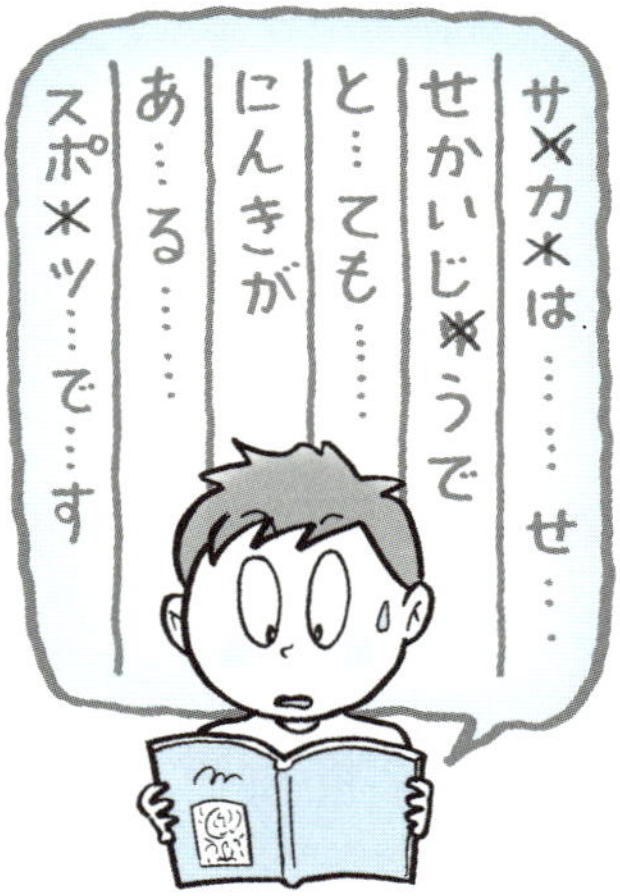
サ×カ×は……せ…
せかいじ×うで
と…ても……
にんきが
あ…る……
スポ×ツ…で…す

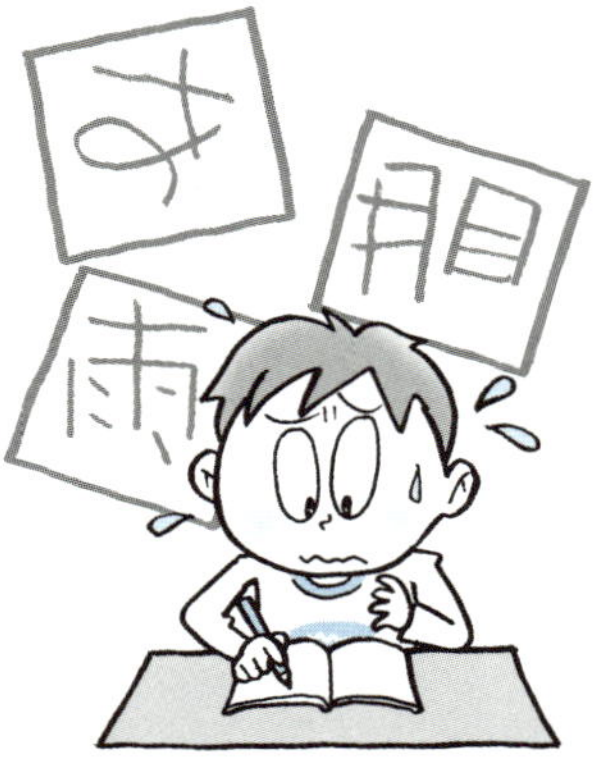

## 「書く」ことの障害

- 文字が書けない
- 誤った文字を書く
- 漢字の部首（へんとつくり）を間違う
- 単語が書けない、誤った文字が混じる
- 単純な文章しか書けない
- 文法的な誤りが多い（「てにをは」の誤りなど）

## LDのおもな特性

### 「計算する」ことの障害

- 数字の位どりが理解できない
- 繰り上がり、繰り下がりが理解できない
  ＊数字は１～９となり、繰り上がりで10と０から始まるという概念が理解できない。
- 九九を暗記しても計算に使えない
- 暗算ができない

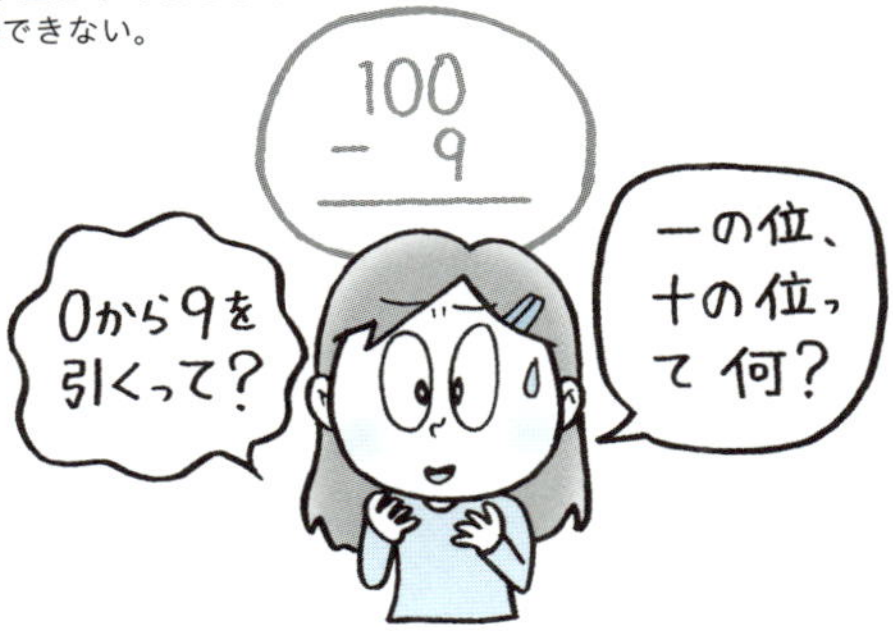
100
－　9
0から9を引くって？
一の位、十の位って何？

### 「推論する」ことの障害

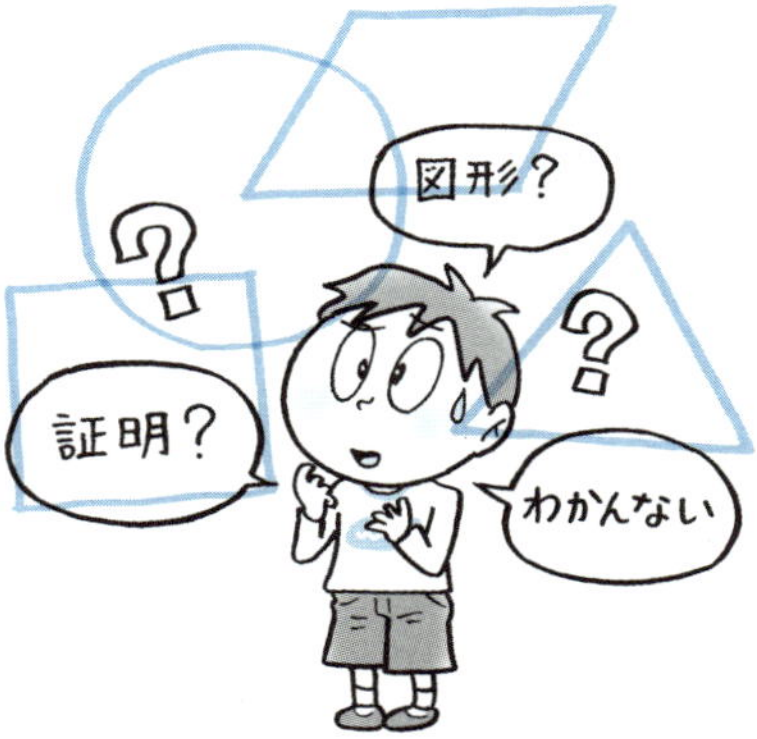
図形？
証明？
わかんない

- 算数の応用問題・証明問題・図形問題が苦手
- 因果関係の理解・説明が苦手
- 長文読解が苦手
- 直接示されていないことを推測することが苦手

# 発達障害のある子どもの生きづらさ

発達障害のある子どもは、対人関係がうまくいかなかったり、必要以上に叱られたり、いじめを受けるなど、さまざまな生きづらさを抱えています。

## ＡＳＤの子どもは友だちとの関係構築でつまずきやすい

ＡＳＤには、社会性の欠如と対人コミュニケーションの苦手などの特性があることを前に述べました。

そのためＡＳＤの子どもは、基本的に他人にあまり関心を持たず、人と関わることが上手ではありません。だれかといっしょに行動したり協調するよりも、一人でいることを好む傾向にあります。また、他人の表情やしぐさ、言葉のニュアンスや行間、身振り手振りなど非言語的なコミュニケーションが理解できないために、その場の空気を読むのが非常に苦手です。

こうしたことから、学校生活で集団行動をとったり、友だちをつくったり、仲良しグループなどを通じて人間関係を築くといった場面にうまく対応することができません。さらに、特性からくる独特の言動や行動ゆえに、周囲の子どもから意地悪をされたり、仲間外れにされたりする場合があり、居心地の悪さを感じやすくなります。

## ＡＤＨＤの子どもは同じことで何度も叱られる

ＡＤＨＤの子どもは、特性のために授業中でも席についていられない、集中力が続かない、物をすぐになくす、忘れ物が多い、整理整とんができないなどの問題行動が随所に見られます。

また、対人関係においても、思いついたことをすぐ口にするところがあり、友だちに不用意な言葉かけをして嫌な思いをさせたり、ついカッとなって手を出してしまい、乱暴な子と受け取られてしまうこともあります。

そうした子どもの言動や行動を目の当たりにすれば、親や先生は注意をしたり、ときには強く叱ってしまいます。年齢とともにだんだん落ち着いてくる場合もありますが、特性自体がなくなるわけではありません。本人に悪気はなくても、同じ失敗を何度も繰り返し、何度も叱られたり呆れられたりするうちに「自分はダメな子」と思い、自己肯定感（自己を肯定し、価値を認識する心）が育まれない場合があります。

## ＬＤの子どもは劣等感を抱きやすい

ＬＤは、知的発達に遅れがないにもかかわらず、「言葉がスムーズに出ない」「音読がうまくできない」「文字を正しく書けない」「繰り上がり計算ができない」などにより、授業についていくのが困難な場合があります。また、友だちとのコミュニケーションがスムーズにいかず、相手からバカにされたりからかわれたりするなど、クラスの中で浮いた存在になってしまう場合があります。

そうしたことから、ＬＤの子どもは「がんばっているのにできない」という苦しみや、友だちから理解されない悲しみなどから劣等感などを抱えやすいといえます。

## ＱＯＬを低下させる、感覚過敏

発達障害のある子どもは、感覚過敏の特性を併せ持っている場合が多いといわれています。視覚過敏、聴覚過敏、嗅覚過敏、味覚過敏、触覚過敏などの種類があり、たとえば、蛍光灯やスマホ画面の光を見ると痛みを感じる、サイレンや車のクラクションの音が異様に大きく聞こえる、特定の食べ物のにおいを受けつけない、他人に触られるのが不快など多岐にわたります。

ふつうの人にとっては何でもないことでも、感覚過敏があることで外出できなくなったり、具合が悪くなったり、なかには寝込んでしまう場合があり、ＱＯＬ（生活の質）を著しく低下させる要因となります。

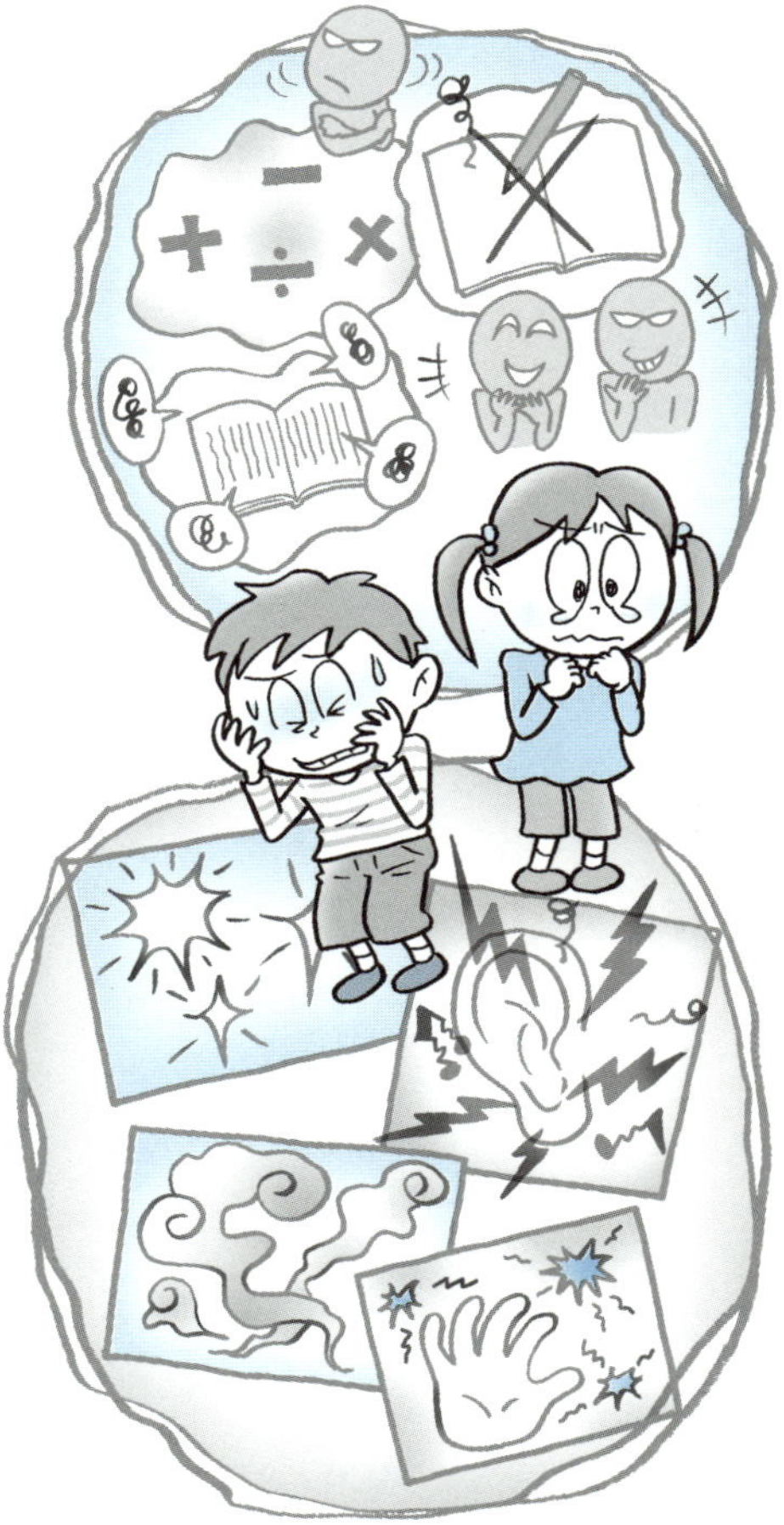

# 発達障害の「二次障害」とは何か

成長の過程で特性のために傷つくような経験を重ねていると、それが引き金となって〝二次的な問題〟が起こる場合があります。

## 自己肯定感の低さからくる二次的な問題

発達障害のある子どもにとって、日常生活や人間関係、学習など、さまざまな場面で起こる困難は、特性ゆえの一次的な問題です。一方、特性とは別に、本人が受ける過剰なストレスや傷つくような経験などが引き金となって起こる二次的な問題を「二次障害」といいます。

発達障害のある子どもが二次障害を引き起こしやすいとされる時期が二回あります。まずは、小学校に上がってすぐの時期です。未就学の頃は「ほかの子と比べてちょっと変わったところがある」と思われていた子どもが、小学校に入学するとその特性が明らかになる場面が多くなり、周囲とうまくいかなくなって発現するケースです。

次に小学校高学年から中学生にかけてのいわゆる思春期の時期です。思春期の頃は、男女ともに心身にさまざまな変化が起こります。また、自我が芽生え、自分という存在を客観的に見られるようになるとともに、他人のことが気になり始めます。

そんな中で、友だち付き合いがうまくいかなかったり、勉強についていけなくなったり、それを同級生にバカにされたり、仲間外れにされるなどして傷つき、成功体験を積み上げることができずに、

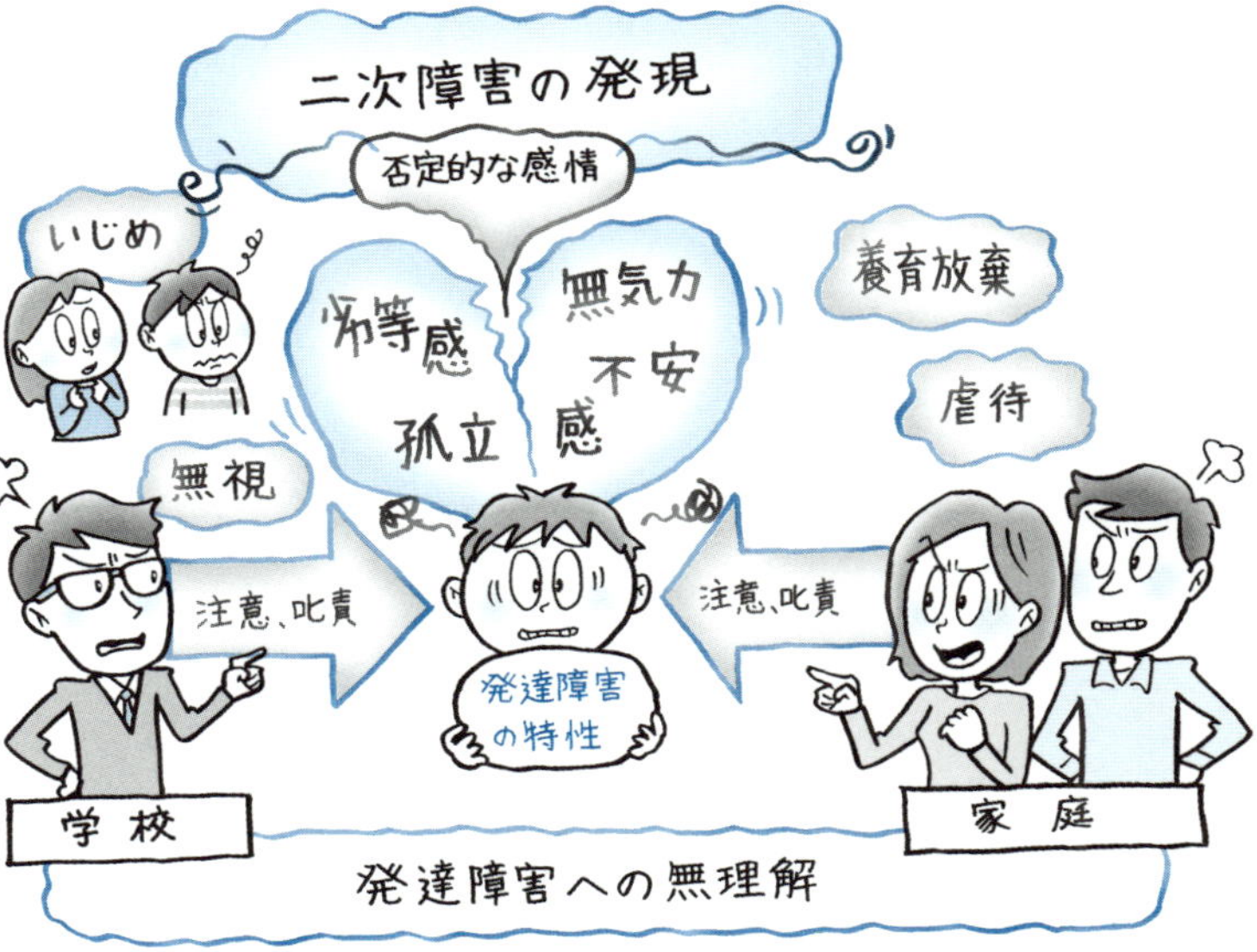

自己肯定感が育まれにくくなりがちです。
こうした要素が引き金となって、二次障害は引き起こされます。

## 親との関係性も影響を与える

二次障害が引き起こされる要因として、子どもを取り巻く環境、特に親との関係も大きく関わっています。

たとえば、ＡＤＨＤの子どもを例にあげると、特性のためにさまざまな問題行動を起こし、それが繰り返されます。何度注意しても改善しないため親は手を焼き、つい子どもを叱責してしまいがちです。

子どもからすれば頭ではしてはいけないとわかっているのに、その特性から〝ついまた〟やってしまう場合も多いのです。それを理解してもらえないことに日々傷つき、「ダメな子」と繰り返し言われ、否定的な感情がたまってしまいがちです。そうした期間が長くなればなるほど、子どもの心身はダメージを受け、二次障害のリスクが高まります。

また、そもそも子どもの発達障害を親が認めようとしなかったり、無理解であるケースもあります。子どもの気になる行動にも見て見ぬふりをしたり、「自分の子どもではない」と養育をしなかったり、なかには虐待を加えてしまう親もいます。その結果、子どもの感情や行動にゆがみが形成され、そのゆがみが発達障害の特性と相まって、二次障害を誘発する場合もあります。

学校の先生との関係も影響があります。先生が特性のある子どもにどう対応していいかわからず、繰り返し注意したり、逆に無視をしたり、ほかの子どもと明らかに異なる接し方を続けていると、先生と子どもとの関係性だけでなく、ほかの子どもとの関係性にも影響を及ぼします。そうしたことが校内暴力や破壊行動、不登校やひきこもりの引き金になる場合もあります。

二次障害の症状は、発達障害のある子どもだけに限ったことではありません。二次障害として引き起こされる症状や問題行動は、いわゆる精神障害に分類されるもので、発達障害のあるなしにかかわらず、だれにでも起こる可能性があります。

いずれにしても、子どもの心をゆがませるか、ゆがませないか、周囲の大人が大きなカギを握っているといえるでしょう。

次のページで、二次障害の具体的な症状について見ていきます。

# 二次障害としてあらわれる症状や問題

## 1 体に起こる症状（心身症や自律神経症状）

過呼吸症候群

嘔　吐

食欲不振

頻尿・夜尿症　など

腹　痛

不　眠

頭　痛

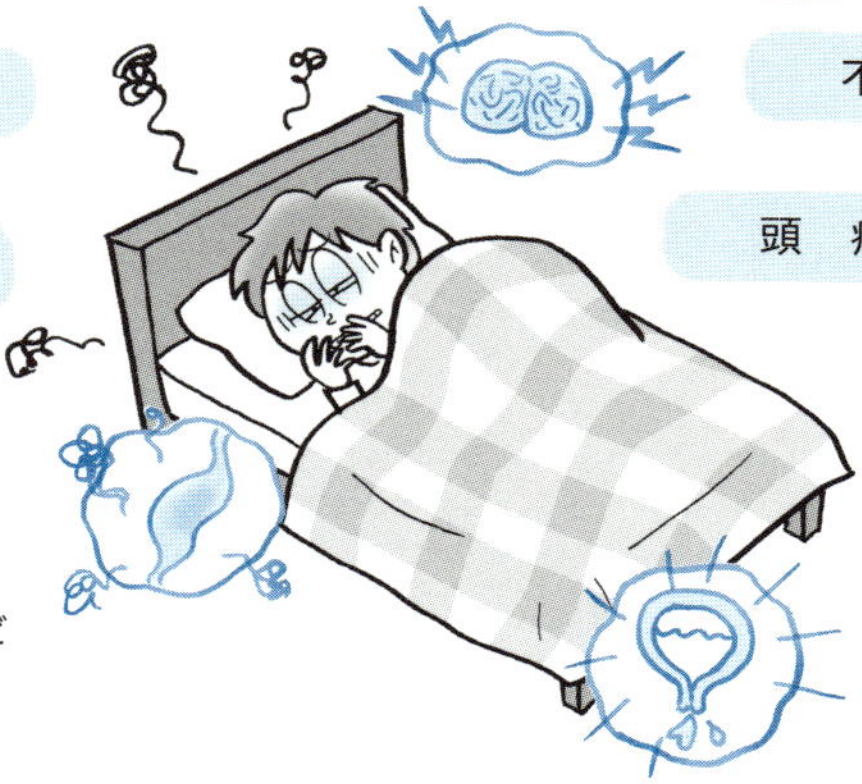

## 2 心に起こる症状（うつ症状）

不機嫌

過剰な不安や緊張

無気力

意欲減退

抑うつ気分

対人恐怖　など

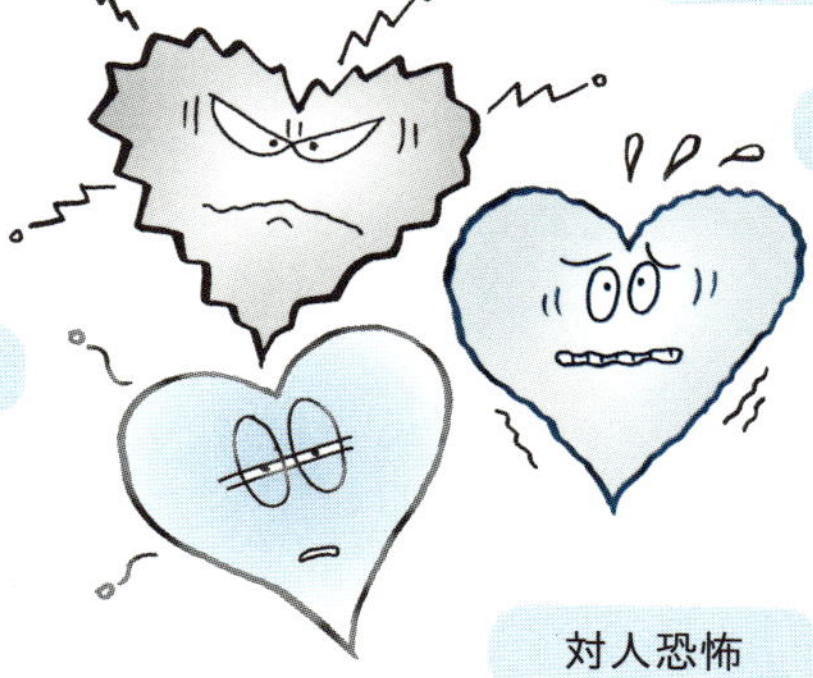

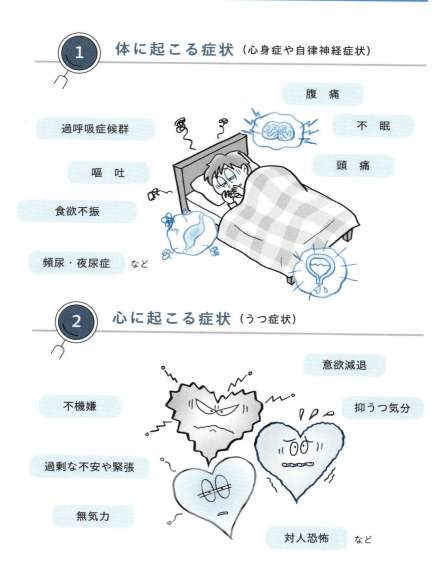

## ３　行動面に起こる問題

強い反抗

不服従

ひきこもり

不登校

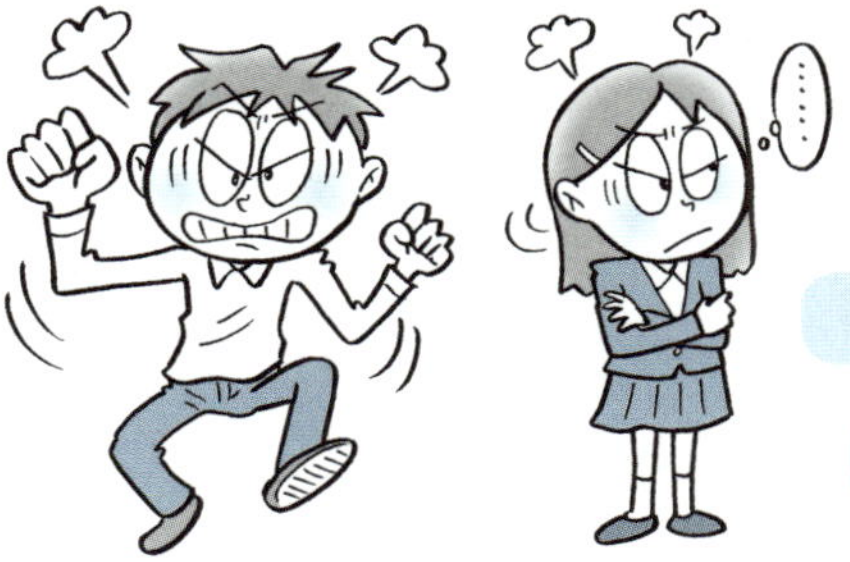

破壊行動

校内暴力

暴言・暴力

家庭内暴力

いじめ

挑戦的な行動

非行

など

## ４　その他の問題

チック症
（男の子に多い）

脱毛癖
（女の子に多い）

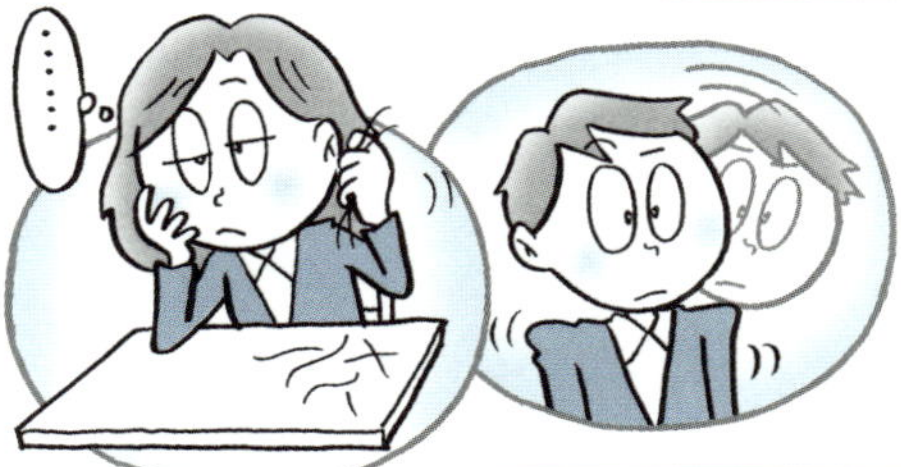

爪噛み

貧乏ゆすり

トゥレット症候群
（重症のチック症）

など

# 発達障害のある子どもと不登校

発達障害のある子どもは、社会性の欠如やコミュニケーションの問題などから、学校にうまく適応できないケースがあります。

## 特性と周囲の無理解が不登校の引き金に

二次障害の問題行動の一つに、不登校やひきこもりがあります。だれにでも起こりうるものですが、近年、不登校やひきこもりが起こるケースの中に、発達障害を背景とするものが少なくないことがわかってきました。

発達障害のある子どもは、特性のためにさまざまな困難を抱えています。特に、学校のような集団生活の中で、さまざまなルールを守りながら過ごすのは得意ではありません。しかも、先生やクラスの友だちが特性を理解して接してくれるとは限りません。むしろその逆であることも少なくないでしょう。

それだけに、特性ゆえの言葉や行動から、「変な子」「わがままな子」「なまけもの」といったレッテルを貼られ、先生から注意を受けたり、友だちからからかわれたり、仲間外れにされることも少なくありません。

また、発達障害のある子どもは自信をつけるシーンが乏しく、自己肯定感がなかなか育まれません。そうして成長とともにほかの子どもと同じようにできない自分を自覚して、漠然とした不安を抱き、孤立感や劣等感、無気力感などを覚えやすくなります。

そうした要素が相まって、徐々に学校に行くことができなくなり、不登校になってしまう場合があります。

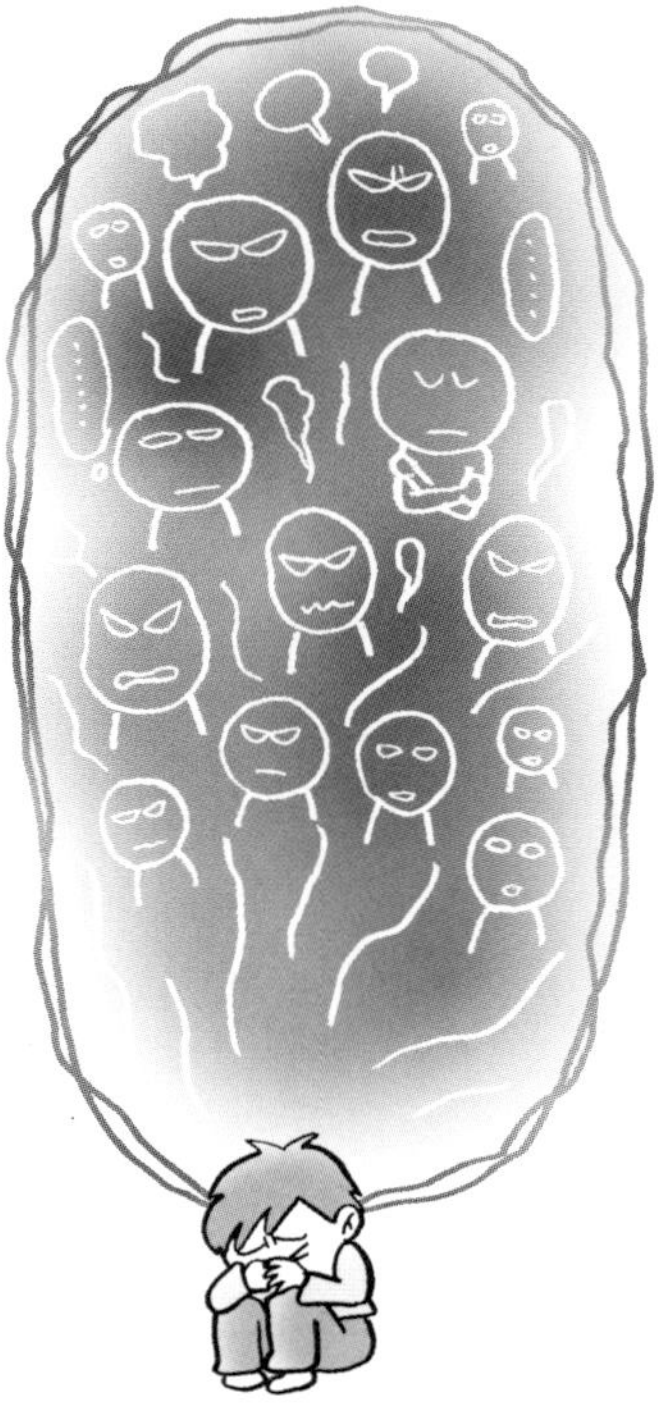

Dr. 宮尾のつぶやき… 4

# 発達障害のある子どもが抱き始める“違和感”

「あれ？　自分はほかの子とどこか違う？」

発達障害のある子どもが、それをはっきりと意識し始めるのは思春期の頃が多いといわれています。思春期とは、心身ともに子どもから大人へと変化する時期のことで、この年頃になるとだれでも周囲の人のことが気になり始めます。

発達障害のある子どももほかの子に意識が向かうようになりますが、同時に〝ほかの子と同じようにできない自分〟に違和感を抱くようになることが多いのです。

思春期には、だれでも「どうしてうまくできないんだ」と劣等感を抱きやすいものですが、発達障害のある子どもは、特性のためにさまざまな失敗やトラブルを起こし、「ダメよ」「どうしてできないの」などと、繰り返し注意や叱責を受けているため、ほかの子どもとの違い（異質性）を「自分はダメな人間」と思い込んでしまう可能性があります。

そういう意味で思春期の頃は不登校のリスクが高まり、特に注意の必要な時期といえるでしょう。

# 第6章

# 発達障害の子どもの心理的サポート

# 家族はつねに子どもの味方でいよう

「学校に行きたくない」は子どものSOSです。原因を突き止めるよりもまず、子どもに寄り添ってあげましょう。

## 学校に行けない原因は一つではない

学校で少々嫌なことがあっても、大抵の子どもはそれで学校を休もうとはしないものです。それは「学校には行った方がいい」ということがわかっているからです。その子どもが「学校に行きたくない」と言った場合は、「今までどうにかがんばってきたけれど、もうこれ以上は無理」というSOSであるととらえるべきでしょう。

子どもが不登校になったとき、親をはじめ周囲の大人は得てして学校に行けない原因を突き止めようとしがちです。その原因を取り除いてあげれば、また学校に行けるだろうと思うからです。

しかし、子どもに理由を聞いてみてもはっきりしないことが多いものです。原因は一つではないことが多く、子ども自身も、なぜ自分は学校に行けないのかうまく説明できないことも少なくありません。

## どんなときも子どもの味方に

発達障害のある子どもの場合は、その傾向が顕著です。学校という決められた枠組みに合わせることに多くのパワーが必要なので、学校生活を送るだけでも疲れている可能性があります。それに加えて、特性のために苦手なことやできないことがあり、さまざまな困りごとを抱えやすい状況にあります。

それでも自分なりに解決しようとしたり、我慢して乗り越えてきたけれど、いよいよどうにもならなくなった結果、学校に行けなくなってしまったのです。

心身ともにへとへとになっている子どもに対して、家族は「どんなときもあなたの味方だよ」というスタンスで接することが何より重要です。

# まずは十分な休息を取らせよう

学校に行かなくなってからしばらくは、体も心も疲れ切っている状態です。十分な休息を取って回復につなげましょう。

## 十分な休息で心身の回復を優先

子どもが学校に行かなくなってからしばらくの間は、強いストレスを抱え込んで心身ともに消耗している可能性があります。そこでまずは、ゆっくりと休息を取らせてあげることが何より大切です。

たとえば、家でのんびり過ごす、子どもの

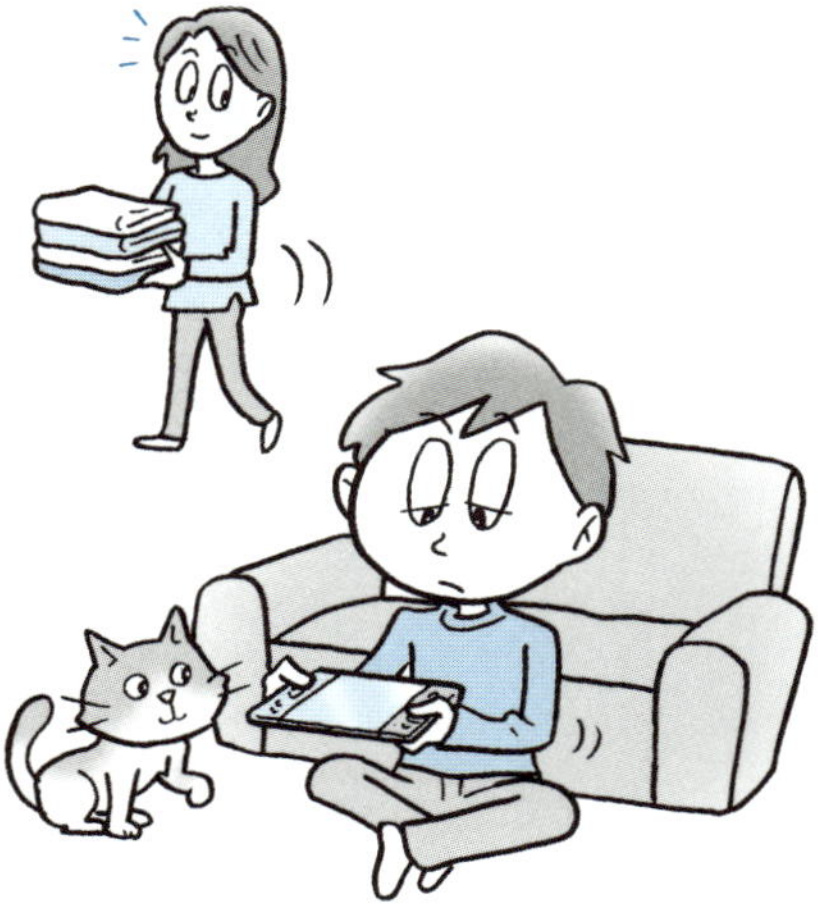

好きなことを無理のない範囲でやらせるなどしながら、ゆっくりさせるといいでしょう。この段階では、学校に行くことや勉強させることを考えるタイミングではありません。

大人からすると、ベッドに横になることが休息だとイメージするかもしれません。もちろん、体力の消耗した体を休めるためには寝ることも必要ですが、疲れ切った心を休めるには〝遊び〟が必要な場合もあります。それがゲームやネット動画であるかもしれませんが、子どもが楽しそうにやっているようなら、しばらくの間は目をつぶってあげましょう。

また、家族の接し方も重要です。子どもの表情が少し明るくなってきたと感じると、そろそろ学校に行けるのでは期待してしまい、それがつい言葉や態度に出てしまう場合があります。それは見えない圧力となり、子どもはくつろぐことができません。

ここは焦らずに、リラックスできる環境づくりを心がけて、消耗した心身の回復を優先させることが大切です。

POINT

- 家でのんびりさせる
- 必要に応じて〝遊び〟もよしとする
- リラックスできる環境をつくる

サポート2

# 不安や悩みを上手に聞いてあげよう

子どもには不登校になるまでに不安や悩みをため込んでいます。それを上手に吐き出す手助けをしてあげましょう。

## 子ども自身が話し始めるのを待つ

発達障害のある子どもは、対人関係やコミュニケーションが苦手であったり、ルールが守れなかったり、特定の学習習得が難しいなど、学校でさまざまな困難を抱えながら生活している場合が多いものです。

それが少しずつ蓄積していき、結果的に不登校になったとしても、これといった原因を特定することは難しいことがあります。また、本人も何がどうつらいのか、内に秘めた思いを人にうまく伝えられない場合が少なくありません。このようなときは、親がじっくりと腰を据えて子どもの話をうまく引き出してあげることが大切です。

その際、根掘り葉掘り聞き出そうとするのは得策ではありません。親としては学校に行けない理由を特定し、子どもの不安を早く解消してあげたいと思うかもしれませんが、心身の状態が不安定なタイミングで問いただすと、かえって子どもを精神的に追い詰めてしまうことになりかねません。

こんなときは、親が「友だちをつくるのって難しいよね」といったひと言をボソッとつぶやいてみて、子どもが自ら話し始めるのを待ちましょう。話し始めたらできるだけ口をはさまず、否定や反論などもせずに最後まで耳を傾けてあげましょう。親が聞きたい核心の部分を話したがらないこともありますが、「言いたくないことは言わなくてもいいよ」と伝えると、子どもも話しやすくなります。

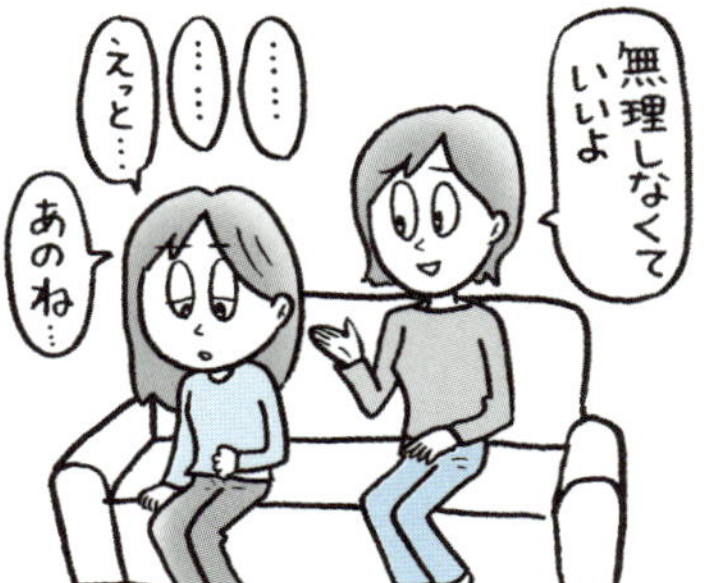


**POINT**

- 根掘り葉掘り聞き出そうとしない
- 子ども自身が話し始めるのを待つ
- いつでも傾聴の姿勢で

サポート3

# 生活リズムを整えよう

発達障害のある子どもの場合、生活リズムが崩れると不登校が長引くおそれがあります。

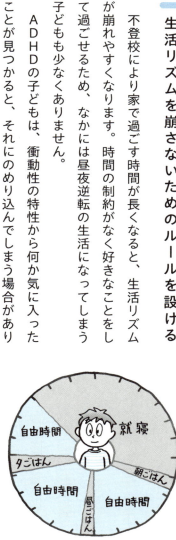

## 生活リズムを崩さないためのルールを設ける

不登校により家で過ごす時間が長くなると、生活リズムが崩れやすくなります。時間の制約がなく好きなことをして過ごせるため、なかには昼夜逆転の生活になってしまう子どもも少なくありません。

ADHDの子どもは、衝動性の特性から何か気に入ったことが見つかると、それにのめり込んでしまう場合があり

ます。たとえば、ネット動画にハマったとすると、昼夜を問わず見続けて睡眠不足に陥ったり、家族との接点が減ってしまう場合があります。

また、ＡＳＤの子どもは、先の見通しが立っていないと不安を感じてしまうケースがあり、一日の時間を自由に使える状態はかえって気持ちの不安定さを招く場合があります。いずれのケースも、不登校を長引かせる要因になりかねません。

一日をどう使うかは子どもの意思を尊重するとしても、生活リズムを崩さないための最低限のルールを設けることは必要です。おすすめなのは、可能な限り起床時間と就寝時間を一定に保つことです。朝、決まった時間に起きるようにすると、夜になれば自然と眠気が来て、夜更かし防止につながります。同じように、食事もできるだけ同じ時間に食べるようにするとリズムが整いやすくなります。

ＡＳＤの子どもの場合は、具体的で細かいスケジュールを立てるようにして、時間の使い方があらかじめわかるようにしておくと精神的に安定しやすくなります。

## POINT

- 起床と就寝、食事の時間をある程度一定に
- 必要に応じてスケジュールを作成する
- 一日の使い方は子どもの意思を尊重する

サポート4

# アイデンティティの形成を促そう

発達障害のある子どもは、アイデンティティの形成がうまくいかず、その困難から不登校になるケースがあります。

## 子どものつまずきを把握して必要な支援を

アイデンティティは「自己同一性」と訳されますが、簡単にいえば「自分は何者であるのか」を認識するということです。思春期以降の子どもはさまざまな経験を通じて、自分というものを客観的に見つめ、自分らしさとは何か、自分に何ができるのか、どんな価値があるのかなどを悩みながら探求し、自己を確立していきます。

ところが、発達障害のある子どもは、アイデンティティの形成がうまくいかない場合があります。他人と自分を比較して「できない自分」に劣等感を覚えたり、周囲の評価を気にし過ぎて自信を失ったり、あるいは自分が何者であるかという感覚があいまいなことも少なくありません。それが慢性的なストレスとなり、学校生活をつらく感じる要因になる場合もあります。アイデンティティの形成を促すには、家族の関わり方が大変重要になってきます。まずは子どもの特性を理解し、子どもの生きづらさに共感して、「あなたはあなた、それでいいんだよ」と繰り返し伝えてあげましょう。

また、専門家による指導も有効です。発達障害のある子どもは自分の気持ちをだれかに伝えたり、相手の気持ちを理解するのが苦手なため、集団の中で自分の役割を果たすなどの場面でつまずくことが多いので、専門家によるアセスメントを行った上で、コミュニケーション支援やソーシャルスキルトレーニングを受けることを検討してみるのも方法です。

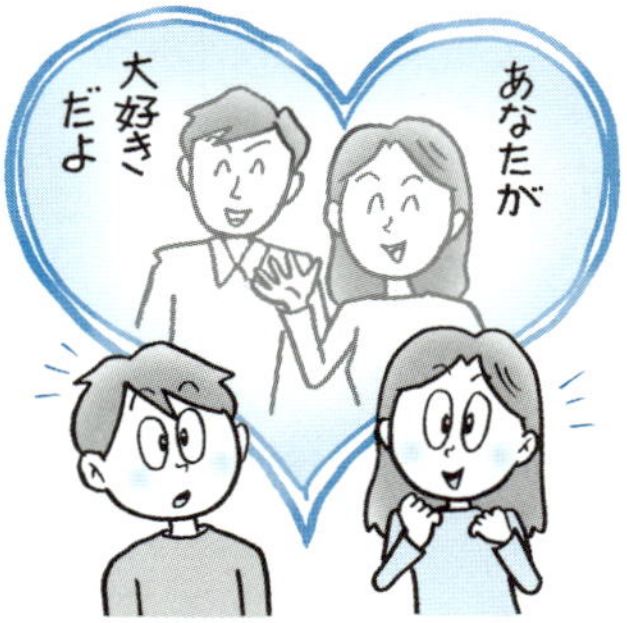


## POINT

- 家族は子どもの生きづらさに共感する
- 専門家によるアセスメントを行う
- コミュニケーション支援やソーシャルスキルトレーニングを検討する

サポート5

# 自己肯定感を高める働きかけを心がけよう

発達障害のある子どもの不登校には、自己肯定感の低さが関係していることが少なくありません。

## 子どもへの声かけや関わり方を見直してみる

発達障害のある子どもは、得意と苦手、できることとできないことがはっきりしていることが多いものです。そして、努力をすれば苦手やできないことを克服できるとも限りません。

ところが、学校では何ごともまんべんなくできるようになることが求められます。学習科目も、実技科目もそうで

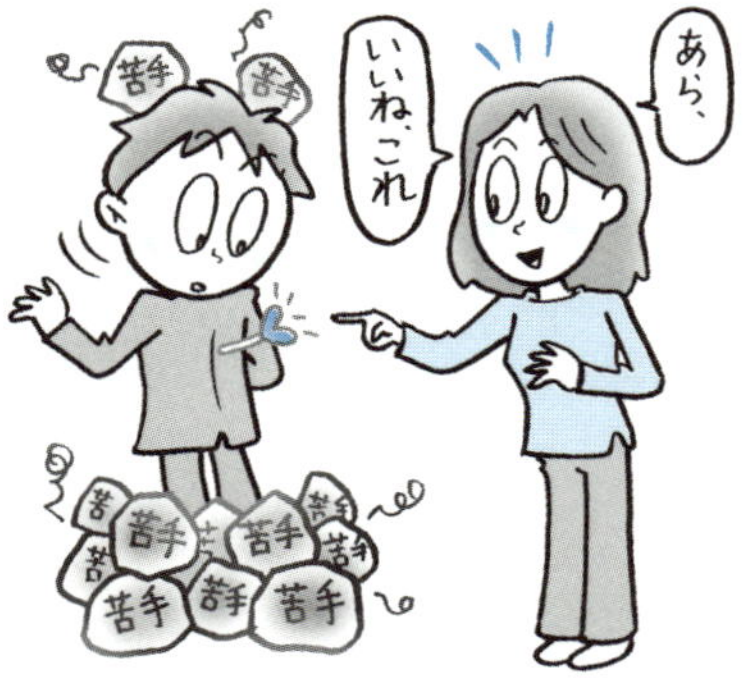

す。また、規則に沿って行動しなければなりません。それにうまく対応できず、また、失敗やトラブルを起こすたびに注意を受けるなどして徐々に自信を失い、「何をやってもうまくいかない」「自分はダメな人間なんだ」と思うようになっていきがちです。

子どもが不登校になった原因がはっきりしないとき、実はこうした自己肯定感の低さが根底にある場合が多いのです。仮に、不登校になった直接のきっかけが解決しても、自己肯定感が低い子どもの場合はすんなりと学校に行けるようにはならないこともありえます。

そこで子どもが自己肯定感を育みにくい接し方や働きかけをしていないか、一度振り返ってみましょう。子どもの特性を考えず厳しいしつけをしていたり、できないことばかりに目を向けて「どうしてこんなこともできないの？」などと言っていませんか。

指導したり叱ったりするよりもまず、子どものいいところやできることに目を向ける癖をつけましょう。すると見えてくる世界も変わってきます。子どもへの声かけや関わり方を少し変えてみると、子どもの気持ちの持ちようにも変化があらわれてきます。

## POINT

- 子どものいいところやできること、得意なことに目を向けよう
- 子どもへの声かけや関わり方を少し変えてみよう

サポート6

# 子どもをほめよう

発達障害のある子どもでも長所がたくさんあります。そこをほめて自己肯定感を高めてあげましょう。

## 「一日十回子どもをほめる」という目標を立ててみよう

だれにも得意と苦手、好き嫌いがあるものです。発達障害のある子どもは、人よりもそれがはっきりしていて、苦手や嫌いが多いことが特徴です。そのためどうしてもそこが目につき、小言を言ったり叱ったりしてしまいがちです。苦手なことが少しでもできるようにと思っての行動でも、それが子どものアイデンティティの形成や自己肯定感の向上をさまたげることになる場合があります。

この場合、苦手や嫌いは少し脇に置いて、子どもの得意や好きなことに目を向けましょう。

そしてできたときはとにかくほめてあげてください。「一日十回子どもをほめる」などと目標を立てると、自然と子どもの長所に目が行くようになります。ほめることは認めることであり、それによって子どもは少しずつ自信を積み上げていきます。

POINT

- 気がついたときその場ですぐにほめる
- ほめられたことがわかるようにほめる
- 小さなことでもできたらほめる
- 短くてわかりやすい言葉でほめる
- 得意なことを見つけてほめる
- 勉強以外のことをほめる
- 結果より過程に着目してほめる
- 感性や発想力をほめる
- 苦手なことも長所に置きかえてほめる
- 叱る回数よりほめる回数を多くする

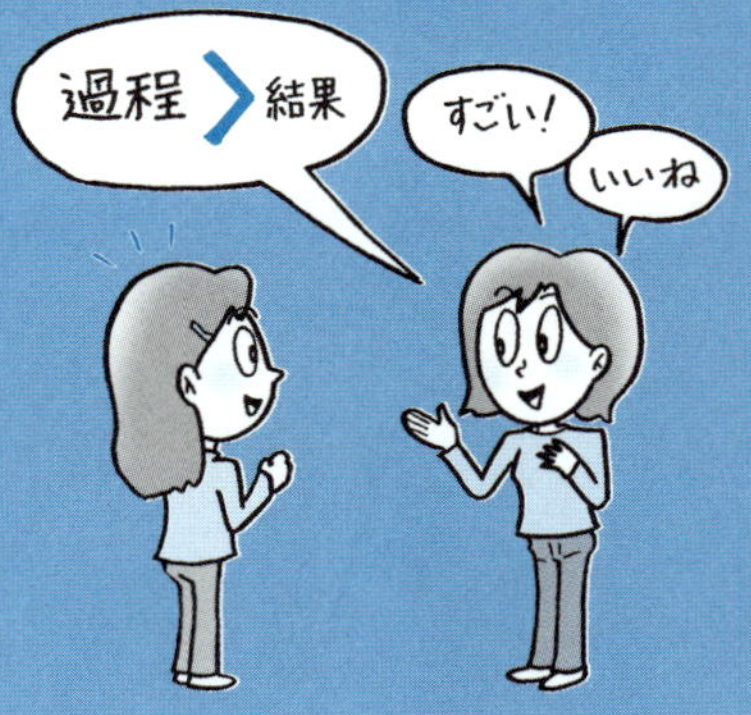

サポート 7

# 保護者が相談できる人や場所を見つけよう

不登校の子どもがいると、親の精神的な負担も大きくなります。学校や支援機関をもっと活用しましょう。

## 関係機関と連携した包括的な支援も受けられる

発達障害のある子どもが不登校になった場合、特性を考慮したさまざまな支援が必要です。それを親だけで担おうとすれば、親も精神的に参ってしまいかねません。

このようなときは、学校や各地に設置された公的機関を積極的に活用しましょう。必要に応じて、保健や医療、福祉や教育などの関係機関と連携して、子どもだけでなく、その家族のさまざまな不安や悩みに対応してもらうことができます。

## 相談できる支援機関

### 学校のスクールカウンセラー

全国の小・中学校や高校には「心の専門家」としてスクールカウンセラーが配置されています。相談にあたる内容は不登校が最も多く、子どもやその家族に対するカウンセリングを行っています。

### 児童相談所

各市区町村にあり、18歳未満の子どもの生活全般や教育、発達状況などに関する相談に幅広く対応しています。

### 教育支援センター（適応指導教室）

不登校の子どもが学校に復帰したり、社会的自立を図るための支援を行っています。学習や集団活動、相談などを行い、生活リズムを取り戻すことを目的とする施設です。

### 発達障害者支援センター

発達障害のある子どもの支援を総合的に行う専門機関です。保健、医療、福祉、教育、労働などの関係機関と連携しながら、子どもや保護者の相談に応じています。

### 精神保健福祉センター

うつなどの精神障害やひきこもりなど、心の健康相談の窓口で、各都道府県に設置されています。

### 医療機関

小児神経科や児童精神科などの診療を通じて相談ができます。近くにない場合は、かかりつけの小児科に紹介状を書いてもらうといいでしょう。

Dr. 宮尾のつぶやき… ❺

# 心の問題と関わっている「メタ認知」

近年、心の問題の本質は思春期にあり、「メタ認知」の形成が大きく関わっているという研究が進んでいます。

メタ認知とは、自分の考えていることや感じていることを客観的に把握する能力のことです。この能力が高いと、自己分析がうまい、冷静な判断ができる、物事に柔軟に対応できる、協調性が高い、モチベーションが高いなどのメリットがあります。

発達障害のある子どもはメタ認知の力が低い傾向にあります。そのため、自己中心的、感情のコントロールができない、柔軟性に乏しい、人の気持ちが想像できない、ネガティブ思考など、さまざまな問題を抱えがちです。それが不安や悩みなど心の問題と結びつき、不登校につながる場合があります。

もし、自分の考え方の癖に気づくことができれば、それらを回避することが可能です。メタ認知はトレーニングによって身につけ、向上させることができます。たとえば、認知行動療法という手法もその一つです。思春期という心身ともに大きく変化し成長する時期に、メタ認知の形成を意識することは非常に重要なことだと思います。

# 第7章

# 不登校の子どもの「これから」の選択肢を考える

選択肢1

# 再度学校に通い始める

通っていた学校に再度通うことを目指す場合、子どもの意思を十分に確認した上で、無理のない計画を立てましょう。

## 子どもの心理的負担を軽減する配慮を

不登校の間、子どもたちは複雑な心理を抱えているものです。学校に行かなくなったことでホッとしている反面、もっと登校すればよかったと思っていたり、勉強の遅れを気にしているケースも少なくありません。

そこでこれまで通っていた学校に再び通うことを目指す場合には、まず子どもの意思を十分に確認することが大切です。

長い期間休んでしまった学校に戻るのは、大きなプレッシャーがかかるものです。たとえ子どもが学校に行く意欲を見せていたとしても、登校を急かしたりせず、「無理しなくてもいいよ」「ゆっくりでいいよ」と伝え、子どもの心理的負担が軽くなるように配慮してあげましょう。

## 別室登校や適応指導教室の活用という選択肢もある

以前のように毎日通学することが難しいときには、段階的に復帰する方法を考えてみましょう。学校とも相談して、まずは教室以外で学ぶ別室登校や保健室登校から始めることもできます。

また、不登校の小・中学生を対象に教育支援センターが運営する「適応指導教室」で学ぶという選択肢もあります。通っていた学校と連携を図りながら、復学前に勉強や集団生活の準備をする場所として活用できます。

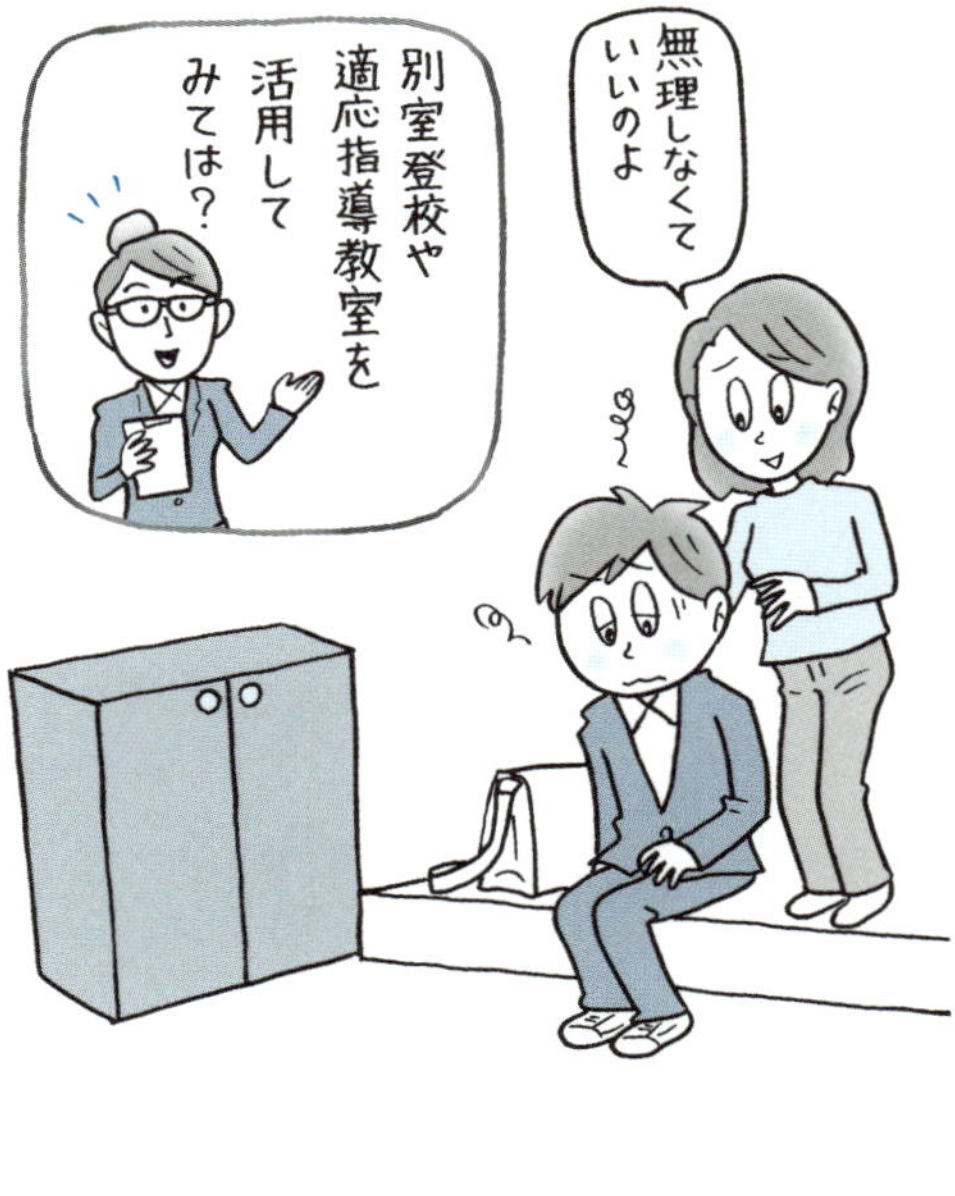

無理しなくていいのよ
別室登校や適応指導教室を活用してみては？

選択肢 2

# フリースクールに通う

勉強の遅れが気になる場合、学校以外の場所で学ぶという方法もあります。

## フリースクールは発達障害のある子どもも多く受け入れている

不登校になることで抱える不安に、勉強の遅れがあげられます。もし、再び学校に通うことが難しいようなら、学校以外の場所で勉強することもできます。たとえば、フリースクールもその選択肢の一つです。

フリースクールは、何らかの理由で不登校になった子どもが、小学校、中学校、高校の代わりに通って勉強や集団生活を送れる場所です。発達障害や身体障害、知的障害のある子どもも受け入れており、学びの場を提供しています。

個人やNPO法人、ボランティア団体など、民間が運営する教育機関のため、教育方針やカリキュラムなどはそれぞれ異なり、費用も一定ではありませんが、子どもの主体性を尊重するという点においては共通しています。

## オンライン授業は対人関係が苦手な子でも学びやすい

子どもが勉強する環境を求めるなら、フリースクール以外にも学習塾や予備校などに通う手もあります。また、家庭教師に来てもらう方法もあります。

現在ではオンラインに対応しているところも増えているので、外に出ることが難しい子どもや、特性のために一対一で人と接することに抵抗がある子どもの場合は、ストレスを感じずに勉強を教えてもらえる方法といえるでしょう。

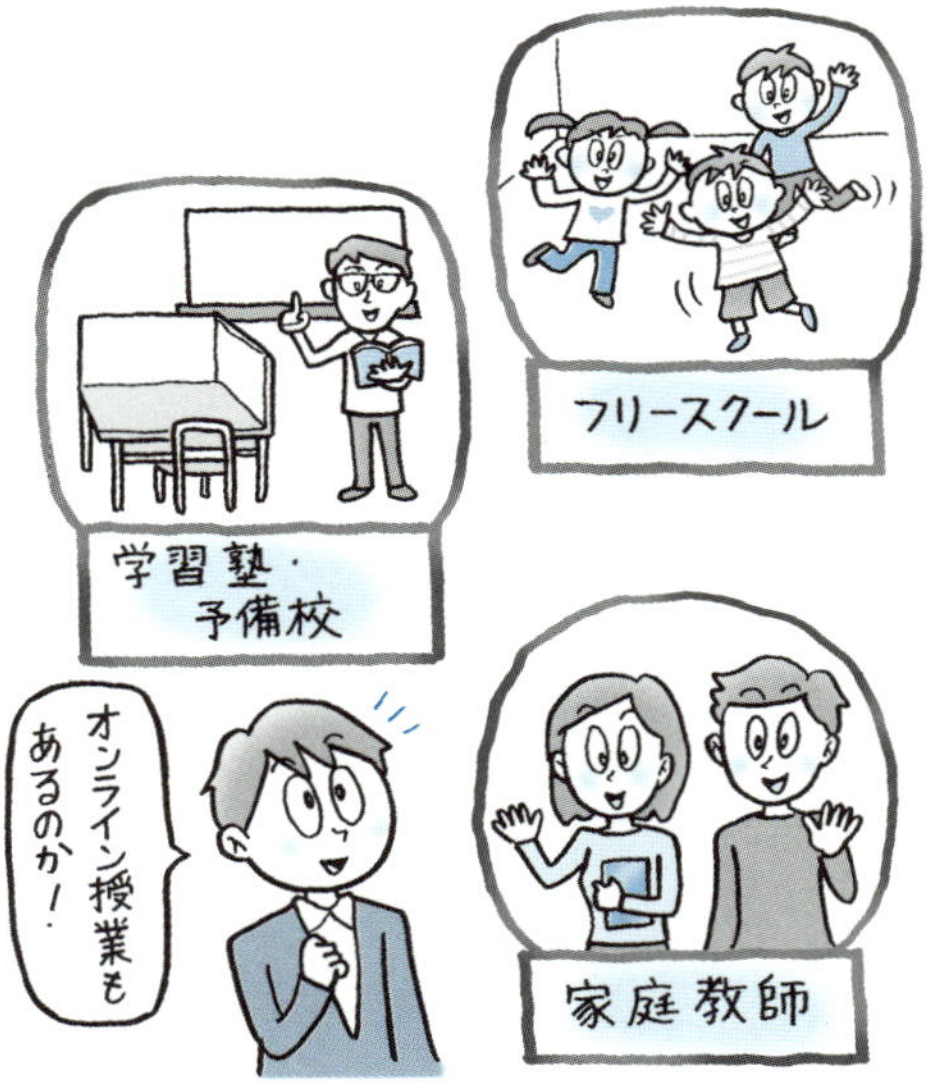

選択肢3

# 「学びの多様化学校」に通う

不登校の子どもの受け入れ先として、文部科学省が推進している「学びの多様化学校」があります。

## 学校ごとに特色があり、多様な学びに出会える

「学びの多様化学校」というのは、不登校の児童生徒の実態に配慮した特別な教育を行っている学校のことです。子どもが学びたいと思ったときに、多様な学びに出会えることや、それぞれのニーズに応じた受け皿となるように、学校ごとに特色があります。

日本で初めて開校したときは「不登校特例校」と呼ばれていましたが、2023年に現在の名称に変わりました。学校数は2024年の時点で全国に35校あり、今後も増えていくことが予想されます。

## 「学びの多様化学校」の特色

- 学習指導要領にとらわれず、年間の授業時間数は通常よりも少ない
- 朝や放課後のゆとりを考慮し、午前２時間、午後２時間が基本
- 音楽、美術、技術、家庭を統合したクリエイティブな授業を設置
- クラス担任は男女２人を組み合わせて行う
- 学校の教室外や家庭からのリモート参加もできる
- 給食はなく、お弁当を学校内のどこで食べてもよい
- 一日の終わりに担任との短い面談を行う
- 授業は習熟度別に行い、学力に合ったクラスで授業が受けられる
- ソーシャルスキルトレーニングの授業を実施
- 体験型学習を年に４回以上実施

など

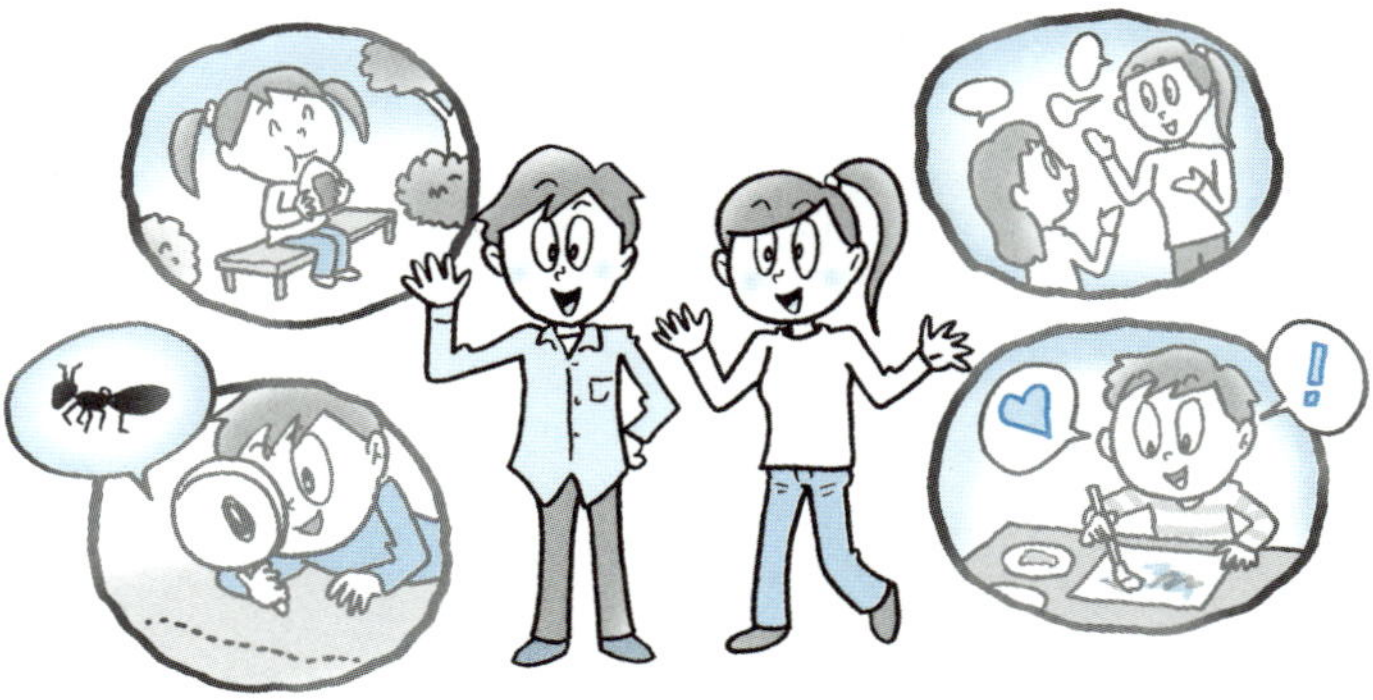

選択肢 4

# 転校する

思い切って転校することも選択肢のひとつです。子どもを取り巻く環境が変わることで、状況が好転する場合もあります。

## 不登校になった原因が解消されることも

通っていた学校に再び通うのが難しい場合は、転校することも選択肢に入れましょう。学校が変わることで子どもが不登校になった原因が解消される場合もあり、子どもの状況もよくなる可能性があります。

高校生の場合は、通信制の学校を選ぶ方法もあります。決められた時間だけ登校して勉強し、ふだんは自

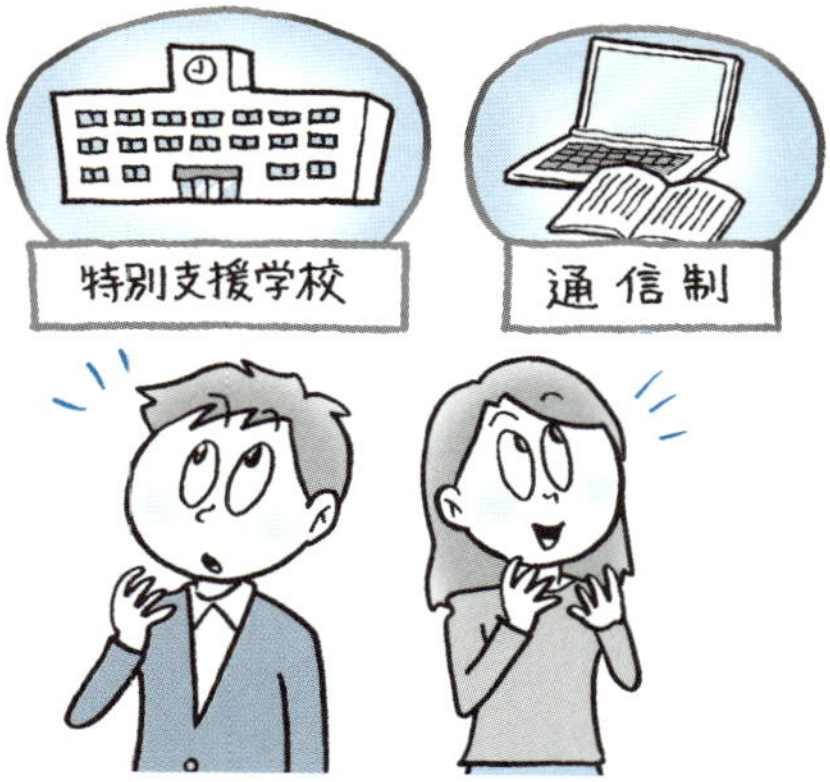

宅で学ぶことができるので、外に出たくない子どもや対人関係の苦手な子どもでも、ストレスをあまり感じることなく勉強が進められます。

## 特別支援学校に転校するという選択肢もある

発達障害の特性のために勉強についていくことが難しくなったり、友人関係がうまくいかなくなって学校に行けなくなった子どもの場合、普通学級ではなく特別支援学級に移ったり、特別支援学校に転校することを検討してもいいかもしれません。

特別支援学級は、特別な支援を必要とする子どものための学級で、地域の学校内に設置されています。そのため適切な配慮を受けながら、大きな環境変化をともなわず学習環境だけを変えることができます。

特別支援学校は、障害のある子どものための学校です。通常学級と同様の教科に加え、子どもの自立に向けた指導を行う授業もあり、子ども一人ひとりの特性に応じた支援が受けられます。

選択肢 5

# 高卒認定試験を受けて進学する

高校を卒業していなくても大学進学を希望している場合は、高卒（高等学校卒業程度）認定試験を受験しましょう。

## 不登校のままでも中学を卒業し、高校に進学できる

不登校のままでも中学校を卒業することはできますし、高校に進学することも可能です。ただ、自分に合った高校を選ばないと、学習面や学校生活面、人間関係などで思ったようにいかなくなり、また不登校になってしまうおそれがあります。

高校卒業を目指すなら、編入や転入のハードルの低い通信制高校に入る方法があります。通信制高校にもそれぞれ特色があるので、特性などを考慮して自分に合ったところを選べば、高卒資格を得ることができます。

## 高校を卒業しなくても高卒資格を得ることはできる

さまざまな理由で高校を卒業していない場合、高卒認定試験を受ける方法があります。高卒認定試験とは、高校を卒業した人と同等以上の学力があるかどうかを判断するために行われるもので、文部科学省が実施しています。

この試験に合格すると、大学、短期大学、専門学校の受験資格が得られ、就職や資格試験の受験にも活用できます。高校に在籍していても受験することができます。

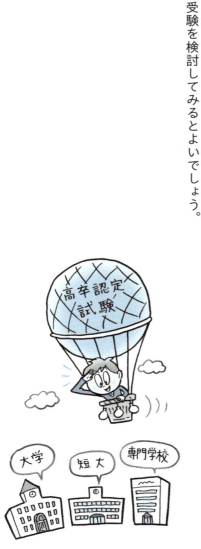

この先に大学進学や資格試験への挑戦などを希望している場合は、早めに情報を収集し、受験を検討してみるとよいでしょう。

選択肢 6

# 就職する

復学や進学を希望しない場合、就職を選択する方法もあります。

## 自分に合う仕事を見つけよう

子ども自身が勉強にあまり興味を抱いておらず、復学や進学をする希望もない場合には、中学卒業後に就職するという選択肢もあります。中卒だと年齢制限や資格の関係で選べる仕事が限られる場合がありますが、働く意欲があれば、アル

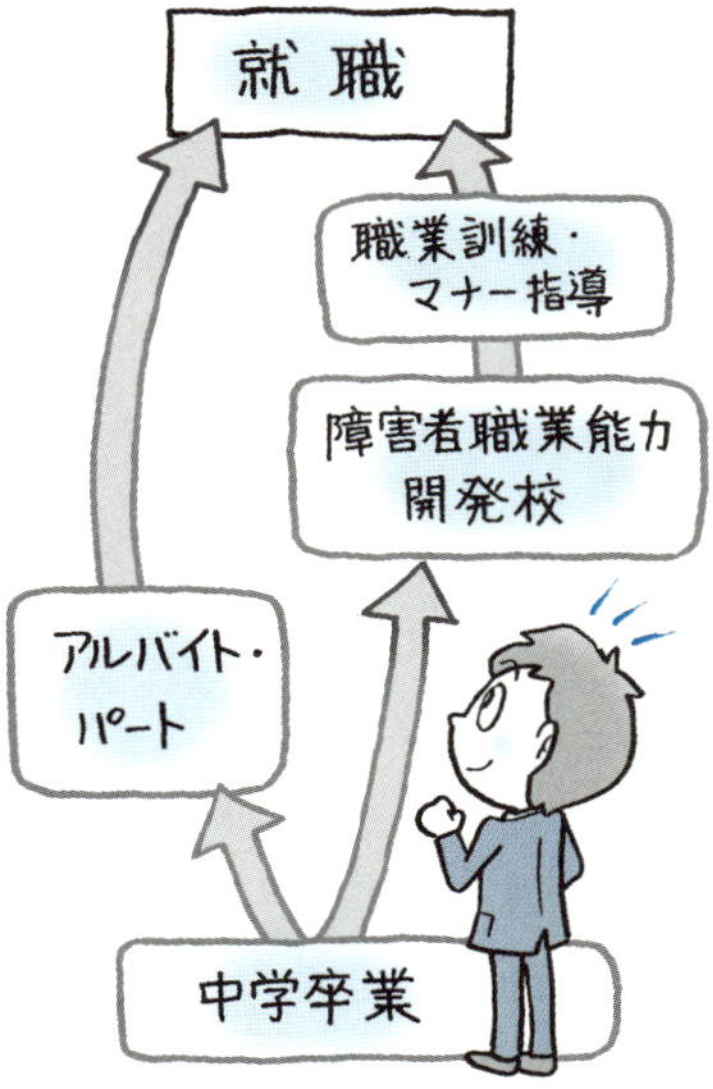

バイトやパートタイムなどで経験を積みながら自分に合う仕事ややりたい仕事を見つけるという考え方もあります。

## 職業訓練や就職移行支援サービスを活用しよう

発達障害のある子どもが中卒で就職する場合、障害者職業能力開発校に入って職業訓練を受ける方法があります。

障害者職業能力開発校は国が設置している機関で、働くために必要な自己管理やビジネススキルを身につけることができ、将来、就職するための準備ができます。入校には医師の診断書が必要となり、選考試験に合格する必要もあるので、早めにハローワークに問い合わせて必要な書類や準備を確認しておきましょう。

18歳以上になると、就職移行支援サービスを受けることができます。ハローワークや人材紹介サービス、地域の若者サポートステーションなどで行っており、就職に必要な職業訓練のほか、社会人として必要なルールやマナーを指導してもらえます。

こうしたサービスを利用することで、就職に対する不安を軽減し、本人の希望に沿った就職を後押しすることにつながります。

**宮尾益知**（みやお・ますとも）

東京都生まれ。徳島大学医学部卒業。東京大学医学部小児科、自治医科大学小児科学教室、ハーバード大学神経科、国立成育医療研究センターこころの診療部発達心理科などを経て、2014年にどんぐり発達クリニックを開院。主な著書・監修書に『発達障害の治療法がよくわかる本』、『発達障害の親子ケア』、『女性のアスペルガー症候群』（いずれも講談社）、『アスペルガーと愛』（東京書籍）、『発達障害の子どもが元気になるやさしい言葉かけ』、『家族で支援する子どものASD』（いずれも河出書房新社）など。専門は発達行動小児科学、小児精神神経学、神経生理学。発達障害の臨床経験が豊富。

**参考図書**

『親子で力を合わせ 思春期の発達障害を乗り越える』宮尾益知／監修　河出書房新社
『“うつ”“ひきこもり”の遠因になる 発達障害の“二次障害”を理解する本』
　宮尾益知／監修　河出書房新社
『不登校Q＆A―自信と笑顔を取り戻す100の処方箋』下島かほる・辰巳裕介／編著　くろしお出版
『学校の中の発達障害―「多数派」「標準」「友達」に合わせられない子どもたち』
　本田秀夫／著　SBクリエイティブ
『発達障害が引き起こす二次障害へのケアとサポート』齊藤万比古／編著　Gakken
『発達障害児の思春期と二次障害予防のシナリオ』小栗正幸／著　ぎょうせい
『発達障害大全―「脳の個性」について知りたいことすべて』黒坂真由子／著　日経BP

装丁／志摩祐子（レゾナ）
本文デザイン・DTP／志摩祐子、西村絵美（いずれもレゾナ）
カバー・本文イラスト／横井智美
企画・構成／関根利子
編集／西垣成雄
校正／西進社

**発達障害の専門医が教える**
**子どもたちが学校に行けない本当の理由と解決法**

2025年4月20日初版印刷
2025年4月30日初版発行

監　修　宮尾益知
発行者　小野寺優
発行所　株式会社河出書房新社
〒162-8544　東京都新宿区東五軒町2-13
電話　03-3404-1201（営業）　03-3404-8611（編集）
https://www.kawade.co.jp/

印刷・製本　三松堂株式会社

Printed in Japan ISBN978-4-309-29486-5